Kohlhammer

Ratgeber im
W. Kohlhammer Verlag

Hermann Delbrück

- *Brustkrebs*
- *Magenkrebs*
- *Lungenkrebs*
- *Prostatakrebs*
- *Krebsschmerz*
- *Künstlicher Darmausgang nach Krebs*
- *Plasmozytom/ Multiples Myelom*
- *Ernährung für Krebserkrankte*
- *Knochenmark- und Stammzelltransplantation nach Krebs*
- *Non-Hodgkin-Lymphome*
- *Chronische Leukämien*
- *Bauchspeicheldrüsenkrebs*

Peter Reisky

- *Osteoporose*

Gerhard Hiendlmayer

- *Gerinnungshemmer*

Jürgen Claus/Gerhard Blümchen

- *Vor und nach einer Herzoperation*

Tewes Wischmann/Heike Stammer

- *Der Traum vom eigenen Kind*

Hermann Delbrück

Darmkrebs

Rat und Hilfe
für Betroffene und Angehörige

3. Auflage

Verlag W. Kohlhammer

Die Deutsche Bibliothek – CIP-Einheitsaufnahme

Delbrück, Hermann:
Darmkrebs : Rat und Hilfe für Betroffene und Angehörige /
Hermann Delbrück. – 3. Aufl.. – Stuttgart : Kohlhammer, 2002
ISBN 3-17-017444-4

Wichtiger Hinweis: Der Leser darf darauf vertrauen, daß Autor und Verlag mit großer Sorgfalt gearbeitet und den medizinischen Wissensstand bis zur Fertigstellung dieses Buches berücksichtigt haben. Bei Angaben von Mengen muß jeder Leser sorgfältig prüfen oder prüfen lassen, daß die gegebenen Hinweise nicht von den tatsächlichen Empfehlungen abweichen. Es wird deshalb empfohlen, von jeglicher Selbstbehandlung Abstand zu nehmen und immer den Behandler des Vertrauens zu Rate zu ziehen. Jede Dosierung oder Anwendung erfolgt auf eigene Gefahr des Benutzers.

3. Auflage 2002

Umschlag: Data Images GmbH
Gesamtherstellung:
W. Kohlhammer Druckerei GmbH + Co. Stuttgart
Printed in Germany

Inhalt

Vorwort des Verfassers

Dieses Buch enthält viele Fragen zur Krankheit, zur Nachsorge und zur Krankheitsprophylaxe, die mir Darmkrebspatienten immer wieder stellen. Es behandelt auch viele Fragen, die die Patienten in der Nachsorge erfahrungsgemäß nicht stellen, sei es aus Unwissen, einer unbewußten Verdrängung, mangelndem Mut, sei es auch, weil sie den Arzt hierfür nicht für zuständig halten. Dies betrifft insbesondere soziale und berufliche Probleme, die als Folge der Krebserkrankung auftreten können. Dieser Ratgeber zeichnet sich gerade dadurch aus, daß er auch die vielen sozialen und beruflichen Hilfen an die Betroffenen weitervermittelt, die unsere Gesellschaft den Behinderten gesetzlich zu geben bereit ist.
Dieser Ratgeber enthält einige für manche Pharmahersteller und Ärzte unangenehme und für manche Patienten wahrscheinlich auch verunsichernde Fragen und Antworten. Dies trifft insbesondere auf gewisse »Alternativtherapien« zu. Ich habe diese trotz der möglicherweise auf mich zukommenden Schwierigkeiten zu kommentieren gewagt. Allzu häufig mußte ich während meiner bisherigen Tätigkeit die Erfahrung machen, daß verzweifelte Patienten nicht nur »Haus und Hof« für Therapien mit fraglicher Wirksamkeit verloren, sondern daß durch diese Therapien wirksamere Behandlungen versäumt wurden.
Bei der Abfassung dieses Ratgebers bin ich mir der Schwierigkeiten und der zu erwartenden Kritik bewußt gewesen. Die Kritiken wer-

den sich möglicherweise weniger auf das Inhaltliche beziehen als auf die Tatsache, daß überhaupt ein derartig differenzierter, in die Einzelheiten gehender Ratgeber denjenigen in die Hände gegeben wird, die nach Meinung mancher Kritiker ihre Erkrankung eher vergessen als sich mit ihr auseinandersetzen sollten.
Ohne die möglichen Vorteile einer Verdrängung bei Krebspatienten leugnen zu wollen, möchte ich dennoch darauf hinweisen, daß eine derartige Verdrängung aus mehreren Gründen nicht mehr sinnvoll ist. Die Krebstherapie vermag heute im Gegensatz zu früher wirksame Hilfen zu geben. Die meisten Patienten möchten und müssen über ihre Diagnose aufgeklärt werden; hieraus ergeben sich zahlreiche Fragen, auf die eingegangen werden muß. Es ist besser, wenn die Betroffenen und Angehörigen durch diesen Ratgeber als durch die »Regenbogenpresse« oder »Gesundbeter« oder Geschäftemacher aufgeklärt werden. Die Schulmedizin bietet heute mehr Möglichkeiten, als viele annehmen. Diese Möglichkeiten sollten genutzt werden.
Der rasante Fortschritt in der Darmkrebsnachsorge während der letzten Jahre ist unverkennbar. Insbesondere die therapeutischen Möglichkeiten bei Fortschreiten des Tumorleidens haben zugenommen. Eine Überarbeitung der ersten Auflage des Ratgebers war daher notwendig.
Viele von mir betreute Patienten gaben mir zahlreiche Anregungen und Hilfen bei der Erstellung der zweiten Auflage. Ihnen allen sowie den ärztlichen und nichtärztlichen Mitarbeitern meiner Klinik schulde ich großen Dank.

Professor Dr. med. Hermann G. Delbrück

Arzt für Innere Medizin-Hämatologie/Onkologie
Arzt für physikalische Medizin und Rehabilitation
Arzt für Sozialmedizin
Chefarzt der Klinik Bergisch-Land
Sprecher der Arbeitsgemeinschaft für Rehabilitation, Nachsorge und Sozialmedizin der Deutschen Krebsgesellschaft (ARNS)

Wuppertal-Ronsdorf im Frühjahr 2000

Geleitworte

Geleitwort der Deutschen Krebsgesellschaft

Die Deutsche Krebsgesellschaft sieht mit dieser Buchreihe eines ihrer Hauptziele entscheidend mitunterstützt, indem neben der Früherkennung bösartiger Erkrankungen ein wesentliches Gewicht auf die Standardisierung der Therapie, Nachsorge und Rehabilitation gelegt wird.
Moderne Krebstherapie mit Früherkennung, differenzierten Behandlungsmaßnahmen und einer entsprechenden Nachbehandlung und Nachsorge ist ohne Aufklärung der Patienten und deren Angehörigen kaum durchzuführen. Gerade in der Onkologie kann nur der aufgeklärte Patient ein echter Partner des behandelnden Arztes werden, der mit Verständnis und innerer Sicherheit den häufig ganz verschiedenen Maßnahmen zustimmen kann.
Die Arbeitsgemeinschaft für Rehabilitation, Nachsorge und Sozialmedizin (ARNS) unter dem Dach der Deutschen Krebsgesellschaft ist neben dem Autor ein wesentlicher Initiator für die Standardisierung dieses Gebietes. Wir möchten diesen Bemühungen weiterhin sehr großen Erfolg und der Buchreihe eine gute Verbreitung wünschen.

Professor Dr. Rolf Kreienberg
Präsident der Deutschen Krebsgesellschaft e.V.

Geleitwort der Deutschen Krebshilfe

Als Frau Dr. Mildred Scheel 1974 die Deutsche Krebshilfe ins Leben rief, verfolgte sie zunächst zwei Ziele. Sie wollte

1. das Krebsproblem, das trotz größter gesundheitspolitischer Bedeutung für die meisten Menschen kein Thema war, aus der Tabu-Zone holen und
2. darüber hinaus bei den Bürgern ein Bewußtsein für die Eigenverantwortung bei der Bekämpfung dieser Volkskrankheit wecken.

Seitdem sind Aufklärung der Öffentlichkeit, Information der Patienten und Förderung des Selbsthilfegedankens immer wesentliche Anliegen der Deutschen Krebshilfe gewesen und werden es auch weiterhin bleiben. Auch die Forschungsförderung stellt einen wichtigen Schwerpunkt in der Arbeit der Deutschen Krebshilfe dar. Allein zum Thema Darmkrebs unterstützte die Deutsche Krebshilfe in den vergangenen Jahren an die 50 Forschungsprojekte. Mitte 1998 wurde ein Verbundprojekt zum Thema »Familiärer Darmkrebs« an sechs deutschen Universitäten initiiert, bei dem kompetente interdisziplinäre Forschergruppen neue Standards in der Diagnostik, Therapie und Nachsorge erarbeiten werden.

Selbsthilfe setzt Wissen und Information voraus. Eigen- und Fremdverantwortung, wie sie in den Selbsthilfegruppen praktiziert werden, verlangen »mündige Patienten«. Aufgeklärte Patienten vermögen sich nicht nur selber zu helfen, sondern auch Hilfe an andere weiterzugeben bzw. in die Wege zu leiten. Die Idee der Selbsthilfe schließt gegenseitige Hilfe mit ein.

Dieser Ratgeber für Betroffene mit ausführlichen medizinischen, sozialen, psychischen und beruflichen Hilfen ist wie immer zu begrüßen.

Natürlich soll der von Herrn Kollegen Delbrück ausgearbeitete Ratgeber niemals den professionellen ärztlichen Rat, die fachkompetente Hilfe des Sozialarbeiters, den beruflichen Beistand der

Rentenversicherungen und Arbeitsämter ersetzen. Er soll vielmehr die Arbeit dieser professionellen Helfer erleichtern und unterstützen. Er soll bei den Patienten Verständnis für die notwendigen diagnostischen, therapeutischen und rehabilitativen Maßnahmen wecken und sie so zu kompetenteren und informierteren Gesprächspartnern machen.
Möge der Ratgeber ein Schritt in diese Richtung sein. Möge er auch den Selbsthilfegedanken fördern und den Betroffenen eine Hilfe bei der Bewältigung ihres Schicksals sein!

Prof. Dr. Sabine von Kleist
Vorstandsmitglied der Deutschen Krebshilfe e.V.

1 *Wie kommt es eigentlich zu Darmkrebs? Welche Darmkrebserkrankungen gibt es, und welche Besonderheiten haben sie?*

Fragen zu Ursachen und Verlauf der Erkrankung

1. *Wie sind Dünndarm, Dickdarm und Mastdarm aufgebaut, und wozu dienen sie?*

Der Speisebrei gelangt aus der Mundhöhle in die Speiseröhre, von dort in den Magen und den Dünndarm. Im Mund und im Magen wird die Nahrung mechanisch und chemisch zerkleinert, um im Dünndarm nach weiterer chemischer und enzymatischer Aufteilung vom Organismus aufgenommen zu werden.
Der Dünndarm ist ungefähr 4 bis 7 m lang und besteht aus drei Abschnitten, nämlich dem Zwölffingerdarm (Duodenum), dem Leerdarm (Jejunum) und dem Krummdarm (Ileum).
Im Zwölffingerdarm (30 cm lang) wird die Nahrung endgültig in die Bestandteile zerlegt, die der Körper aufnehmen kann. Dies geschieht mit Hilfe chemischer Zusätze, wie z.B. den Gallen- und Bauchspeichelsäften. Im darauffolgenden Leerdarm und Krummdarm werden alle Nahrungsstoffe, die unser Organismus zum Leben braucht, aus dem Nahrungsbrei herausgefiltert und in die Lymphe abgegeben. Wenn der Nahrungsbrei aus dem Krummdarm austritt und in den Dickdarm übertritt, ist nur noch der unverdauliche Rest der Nahrung übriggeblieben. Unverdaulich heißt,

daß er nicht resorbierbar ist. Dieser »Rest« ist sehr dünnflüssig und mit all denjenigen Zusätzen angereichert, die für die Aufspaltung der Nahrung notwendig sind.

Die Aufgabe des 1,5 m bis 1,8 m langen Dickdarms (Kolon) ist es, für die Eindickung dieses dünnflüssigen Stuhls zu sorgen (daher der Name Dickdarm), indem er dem Stuhl Wasser und einige Salze entzieht. Es entsteht somit allmählich aus dem dünnflüssigen Nahrungsrest der feste Kot. Kann aus irgendwelchen Gründen die Eindickung nicht erfolgen, wie dies z.B. bei Durchfallerkrankungen der Fall ist, kann der Wasserverlust über den Darm in schweren Fällen lebensbedrohlich werden.

Im Dickdarm kommt der Stuhl zunächst in den aufsteigenden (Colon ascendens), danach in den querverlaufenden (Colon transversum) und in den absteigenden (Colon descendens), dann in den S-förmigen (Sigma) Teil des Dickdarms. Von hier aus gelangt er schließlich in den Enddarm, auch Mastdarm (Rektum) genannt

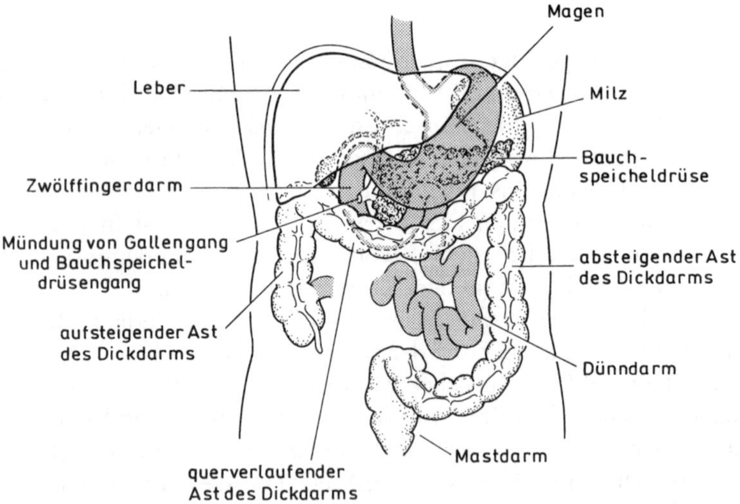

Abbildung 1.1: Lage von Magen und Darm in der Bauchhöhle mit Nachbarorganen

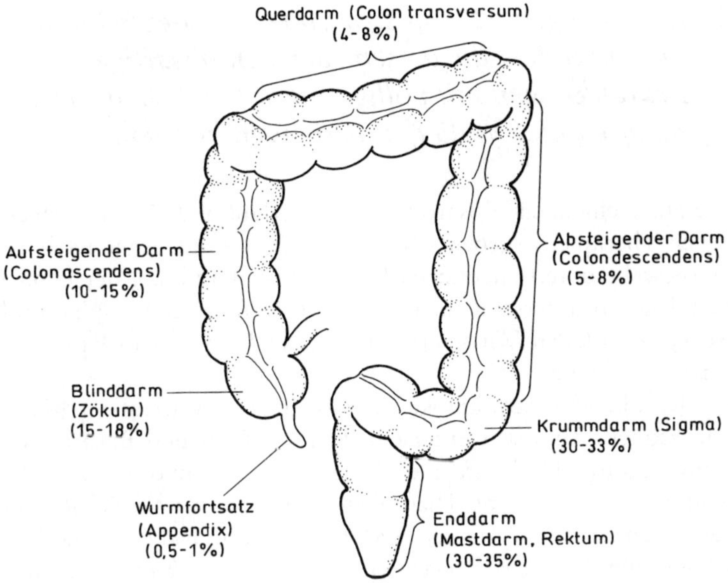

Abbildung 1.2: Die Krebslokalisation im Darm und ihre ungefähre prozentuale Häufigkeit

(Abbildungen 1.1 und 1.2). Dieser wird durch ein System von Muskeln, u.a. auch vom Schließmuskel, nach außen verschlossen. Auch im Mastdarm kann noch eine gewisse Eindickung des Speisebreis stattfinden; die entscheidendere Aufgabe des Mastdarms ist es jedoch, die Stuhlentleerung in Gang zu bringen.
Im Mastdarm wird der Stuhl so lange gesammelt, bis die empfindlichen Nerven des Afterschließmuskels reagieren und den Stuhl zum Abführen bringen. Ist diese Funktion des Schließmuskels gestört oder ist der Schließmuskel – je nach einer Entfernung des Mastdarmkrebses – entfernt, so kommt es zu einer Stuhlinkontinenz. Hierunter versteht man, daß der Stuhl nicht mehr willentlich zurückgehalten werden kann.

2. *Ich habe gehört, daß sich hinter der Bezeichnung »Darmkrebs« die verschiedensten bösartigen Erkrankungen mit völlig unterschiedlichen Eigenschaften und Verläufen verbergen können.*

Die unterschiedliche Bösartigkeit, der Verlauf und die unterschiedlichen Therapien ergeben sich unter anderem aus der je nach Tumorgewebe unterschiedlichen Bösartigkeit (Grading), der je nach Lokalisation unterschiedlichen Blutversorgung der Lymphabflußwege, der lokalen Wiedererkrankungsgefahr und dem Risiko für Fernabsiedlungen.

Die Krankheit »Darmkrebs« ist also ein sehr weitläufiger Begriff und schließt Tumoren unterschiedlichster Gut- und Bösartigkeit, Schweregrade, Herkunft und Verhaltensweisen und daraus ableitend auch verschiedene Therapienotwendigkeiten ein. Viele Mißverständnisse von Patienten erklären sich durch die falsche Pauschalierung des Begriffs Darmkrebs. *Jeder Darmkrebs ist anders; jeder Darmkrebspatient bedarf einer individuellen Therapie und auch besonderer Berücksichtigung in der Nachsorge und Rehabilitation.*

Es gibt in der Tat bösartige und weniger bösartige Darmkrebse, ja es gibt sogar gutartige Darmtumoren (Tabelle 1.1). Sie können nur durch eine feingewebliche Untersuchung – und selbst dies ist häufig schwierig – voneinander unterschieden werden. Für den behandelnden Arzt ist die genaue Kenntnis des feingeweblichen Typs sehr wichtig, da Behandlung und Nachsorgeuntersuchungen je nach Gewebeart unterschiedlich sein können.

Neben dem Gewebetyp beeinflußt auch die Lokalisation das Verhalten des Krebses und damit die Art der Behandlung und Nachbetreuung. Es bestehen erhebliche Unterschiede zwischen dem Dickdarm- und dem Enddarmkrebs.

Beim Dickdarmkrebs unterscheidet man Tumoren, die sich im oberen Drittel (Colon ascendens), im mittleren Drittel (Colon transversum) oder im letzten Drittel (Colon descendens) befinden. Innerhalb dieser Darmabschnitte unterscheidet man wiederum

spezielle Lokalisationen, nämlich die im Blinddarmbereich (Zökumkarzinome), die im Krummdarmbereich (Sigmakarzinome) und die im Enddarm/Mastdarm (Rektumkarzinome) gelegenen Tumore (Abbildung 1.2, S. 17).
Beim Enddarmkarzinom unterscheidet man wiederum Tumore im oberen, im mittleren und im unteren Drittel. Die Behandlung kann je nach Lokalisation völlig unterschiedlich sein. So muß bei nahezu allen im unteren Drittel des Enddarms gelegenen Tumoren ein künstlicher Darmausgang angelegt werden, was nur in Ausnahmefällen bei den oberhalb lokalisierten Tumoren notwendig ist. Die Nachsorge- und die Rehabilitationsbedürftigkeit sind bei Patienten mit Mastdarmkrebs, bei denen ein künstlicher Darmausgang angelegt werden mußte, besonders groß. Die Probleme sind bei diesen Patienten so komplex, daß es in dieser Ratgeberreihe einen speziel-

Tabelle 1.1: Die häufigsten Darmtumoren

Gutartige Darmtumoren	Bösartige Darmtumoren
• Fibrome	• Adenokarzinome
• Leiomyofibrome	• Muzinöse Adenokarzinome
• Chondrome	• Plattenepithelkarzinome
• Hamartome	• Adeno-squamöse Karzinome
• Angiome	• Kleinzellige Karzinome
• Myxome	• Undifferenzierte Karzinome
• Polypen	• Analkarzinome
• Myome	• Lymphome
• Hämangiome	• Sarkome
	• Metastasen
	• Karzinoide
	• Histiozytome
	• Melanome
	• Siegelringzell-Karzinome

len Ratgeber für Betroffene mit Stoma gibt (»Delbrück: Künstlicher Darmausgang nach Krebs« [siehe Literatur]).
Im folgenden wird auf die Probleme dieser Patienten mit künstlichem Darmausgang daher nicht näher eingegangen, sondern auf den speziellen Ratgeber verwiesen.

3. *Wieviele Darmkarzinompatienten gibt es in Deutschland?*

Man rechnet mit etwa 50 000 bis 60 000 neuerkrankten Patienten jährlich in der Bundesrepublik Deutschland (1999).
Hiervon haben etwa 34 000 Menschen einen bösartigen Tumor im Dickdarm (Kolonkarzinom) und etwa 20 000 im Enddarm (Enddarm oder auch Mastdarm oder auch Rektumkarzinom genannt).
Etwa die Hälfte aller Patienten sind bei Diagnosestellung schon im Stadium II oder III.
Im Dickdarm sind vor allem der S-förmige Teil des Dickdarms (Sigmakarzinom = 23 % aller Darmtumore), der Enddarm (Rektum = 25 %) und der aufsteigende Teil des Dickdarms (Colon ascendens = 10 %) mit Blinddarm (Zökum = 14 %) betroffen (Abbildung 1.2, S. 17). Außerdem befinden sich ca. 300 000 bis 400 000 Patienten aufgrund eines früheren Dickdarmkarzinoms in der Nachsorge.
Etwa 5 % bis 6 % aller Deutschen erkranken im Laufe ihres Lebens an einem Dickdarmkarzinom. Damit ist Deutschland zwar das Land mit der höchsten Dickdarmkarzinomhäufigkeit in Europa, dank der intensiven Maßnahmen zur Früherkennung und der Behandlung hat die Sterblichkeit jedoch abgenommen. Es sterben nur 2,5 bis 3 % an diesen Tumoren. Das ist eine erfreuliche Entwicklung.

4. *Haben Darmkrebserkrankungen zugenommen?*

In allen westlichen Industrienationen hat die Dickdarmkrebshäufigkeit in erschreckendem Maß zugenommen und parallel dazu die Krebshäufigkeit im Enddarm abgenommen. In den Entwicklungsländern ist dies nicht der Fall. Dort ist der Dickdarmkrebs eher selten, der Enddarmkrebs hingegen häufiger als bei uns.
In den USA machen Darmkrebserkrankungen 13 % unter allen Krebserkrankungen aus und stehen damit nach dem Lungenkrebs, Magen- und Brustkrebs an vierter Stelle aller Krebserkrankungen.

5. *Ist das Erkrankungsrisiko vom Alter abhängig?*

Die zu Krebs führenden Einflüsse müssen sehr lange einwirken. Man schätzt mindestens 20 bis 40 Jahre. Hiermit erklärt man, daß das Durchschnittsalter der Erkrankten zwischen 60 und 75 Jahren liegt. Das Krebsrisiko steigt nach dem 50. Lebensjahr kontinuierlich an. Jüngere Menschen erkranken selten an Darmkrebs.
Wenn Darmkarzinome im jugendlichen Alter auftreten, so ist die Erkrankung wahrscheinlich Ausdruck einer familiären Disposition.

6. *Ich habe gehört, daß Krebserkrankungen bei jüngeren Patienten wesentlich bösartiger als bei älteren Menschen verlaufen.*

Dies trifft bei Darmkrebspatienten nicht zu! Große statistische Analysen bei mehr als 60 000 Patienten, die zwischen 1960 und 1988 einen Darmkrebs erlitten hatten, zeigen sogar das Gegenteil, nämlich eine globale 5-Jahres-Überlebenszeit von 62 % bei den unter 40 Jahre alten Patienten und von 44,3 % bei den über 60 Jahre alten Patienten. Es ist davon auszugehen, daß diese Statistiken sich heute aufgrund der besseren diagnostischen und therapeutischen Möglichkeiten eher verbessert haben.

7. *Warum sind Tumoren im Dickdarm und Enddarm so häufig, im wesentlich längeren Dünndarm hingegen so selten?*

In der Tat sind mehr als 95 % aller bösartigen Darmkrebse im Dick- und Enddarm lokalisiert, obwohl der Dünndarm mehr als 50 % des gesamten Darms ausmacht. Die Gründe hierfür sind unklar; es gibt nur einige Hypothesen, die von den Wissenschaftlern diskutiert werden. Einige hiervon sind:

- Im Dünndarm kommt es im Gegensatz zum Dickdarm zu einer raschen Fortbewegung und relativ kurzen Verweildauer des Darminhalts, so daß krebsfördernde Stoffe in der Nahrung gar nicht die Zeit haben, ihre Wirkung an der Darmwand zu entfalten.
- Es befinden sich spezielle Immunabwehrfaktoren im Dünndarm.
- Im Dünndarm gibt es sehr viele Verdauungsenzyme, unter anderem solche, die nicht nur die Nahrung aufspalten, sondern auch die krebsfördernden Stoffe angreifen und vernichten.
- Die bakterielle Besiedlung des Dünndarms ist wesentlich geringer als im Dickdarm. Die Bakterien bilden hier spezielle krebsfördernde Stoffe (Nitrosamine).
- Im Dünndarm ist der Stuhl wesentlich weicher, so daß es seltener als im Dickdarm zu mechanischen Verletzungen der Darmwand kommt.
- Im Gegensatz zum Dickdarm ist der Durchmesser des Dünndarmrohrs weitgehend konstant; es fehlen Abknickungen und

Stauungen. Diese Regionen scheinen aber besonders krebsanfällig zu sein, denn die Krebse im Dickdarm entstehen vorrangig an diesen Abknickungen.

8. *Gibt es geographisch unterschiedlich häufige Erkrankungen?*

Ja, es gibt beträchtliche geographische Unterschiede.
In den westlichen Ländern mit hohem Lebensstandard (und hochkalorischer, fett- und eiweißreicher Ernährung) ist das Dickdarmkrebsrisiko wesentlich höher als in Asien und in Schwarzafrika (fettarme und kohlenhydratreiche Ernährung).
Das Enddarmkrebsrisiko ist in Ländern mit niedrigem Lebensstandard relativ häufig.
Die Häufigkeit von Analkarzinomen ist in der Sahara, in Afghanistan oder in den Arabischen Ländern wesentlich größer als bei uns.

9. *Gibt es Zusammenhänge zwischen seelischer Verfassung und dem Erkrankungsrisiko?*

Obwohl die psychische Verfassung immer wieder in Zusammenhang mit dem Ausbruch der Krebserkrankung gebracht wird, gibt es keine wissenschaftlich eindeutigen Aussagen zu dieser Frage, die dies belegen. Wenn überhaupt, dann spielt die Psyche verglichen mit den anderen Einflußfaktoren nur eine sehr geringe Rolle.

10. *Welche Rolle spielt die Immunabwehr bei der Darmkrebsentstehung?*

Zusammenhänge sind vorstellbar, jedoch nicht erwiesen. Wenn überhaupt, dann sind die immunologischen Störungen sehr lokaler Art, also gebunden an die Darmschleimhaut. Es ist sehr unwahrscheinlich, daß durch eine generelle Störung des Immunsystems lokale Störungen wie die eines Darmkrebses entstehen.
Die Schwächung der Immunabwehr kann altersbedingt sein, kann Folge einer die Immunabwehr beeinträchtigenden Therapie sein, aber auch als Auswirkung einer ständigen Anforderung und schließlich Überforderung auftreten. So erklärt man das häufigere Vorkommen von bösartigen Darmtumoren bei Patienten mit langdauernder Colitis ulcerosa oder Morbus Crohn auch mit der chronischen Antigenstimulation und der hierdurch bedingten atypischen, klonalen Vermehrung bestimmter Blutzellen.

11. *Welche Rolle spielt die Ernährung bei der Darmkrebsentstehung?*

Es sprechen viele unabhängig voneinander durchgeführte Untersuchungen dafür, daß die Ernährung ein wichtiger Einflußfaktor in der offensichtlich multifaktoriellen Genese des Darmkrebses ist. Man geht davon aus, daß in der langen Verlaufszeit von 10 bis 20 Jahren Ernährungsfaktoren sowohl fördernd als auch bremsend auf die Adenom-Karzinomentwicklung einwirken.
Die Aussagen zu den einzelnen Ernährungsfaktoren basieren auf Erkenntnissen aus epidemiologischen Studien, Tierversuchen, Zellkulturen und klinisch-experimentellen Studien. Die meisten Informationen sind epidemiologischen Ursprungs (Populationsstudien, Fall-, Kontrollstudien, prospektive Kohortenstudien). Wegen der besonderen Bedeutung der Ernährung wird daher hierzu im Kapitel 8 ausführlich Stellung genommen.

Je älter die Patienten sind, desto eher spielen Umweltfaktoren, wie z.B. die Ernährung, eine Rolle. Angeborene Einflußfaktoren scheinen hingegen bei jungen Patienten von größerer Bedeutung zu sein.

12. *Ich habe niemals Beschwerden gehabt, immer regelmäßig an den Vorsorgeuntersuchungen teilgenommen und bin schließlich trotzdem an Darmkrebs erkrankt.*

Eines der Hauptmerkmale des Darmkrebses ist, daß er am Anfang so gut wie keine Beschwerden bereitet. Adenome und Darmpolypen, die als Vorläufer von Karzinomen im Darm gelten, bereiten so gut wie gar keine Beschwerden. Auch im Spätstadium kommt es häufig zu so unspezifischen Symptomen, wie Blähungen, gelegentlichen Verdauungsbeschwerden oder auch nur »schlechtem Schlaf«. Eine Gewichtsabnahme ist ein relativ seltenes Frühsymptom. Der Krebs wird daher häufig erst sehr spät erkannt.
Die Symptomarmut ist der Grund dafür, daß große Anstrengungen unternommen werden, möglichst viele Männer und Frauen zu Vorsorgeuntersuchungen zu motivieren, um den Krebs im frühestmöglichen Stadium festzustellen. Weil er vollständig heilbar ist, wenn er frühzeitig erkannt wird, hat der Gesetzgeber in Deutschland die Möglichkeit einer kostenlosen Früherkennungsuntersuchung für alle Männer und Frauen ab dem 45. Lebensjahr geschaffen.
Diese Vorsorgeuntersuchungen verhindern nicht etwa den Darmkrebs, sondern sollen lediglich zur möglichst frühzeitigen Erkennung und damit erfolgversprechenden Behandlung führen. Leider bieten die derzeitigen Vorsorgeuntersuchungen jedoch auch keine 100 %ige Gewähr für eine frühzeitige Erkennung. Routinevorsorgeuntersuchungen mit dem Finger (digitale Untersuchung) oder die Untersuchung mit Stuhl-Testbriefchen auf Blut im Stuhl (Hämoccult®) sind nur grobe Untersuchungen. Selbst mit der für das Scree-

ning benutzten Sigmoidoskopie (Ausspiegelung des Darms) können lediglich 16 bis 20 cm des Enddarms bis zum Sigma eingesehen werden. Hier befinden sich allerdings etwa zwei Drittel aller Tumoren. Die anderen Darmregionen können nur mit der hohen Koloskopie eingesehen werden, d.h. der Ausspiegelung bis zum Blinddarm.

Voraussetzung für einen tumorverdächtigen Hämoccult®-Test ist, daß die Karzinome im Darm bluten. Ist dies nicht der Fall, dann ist selbst dieser empfindliche Suchtest negativ. Die Sicherheit der Vorsorgeuntersuchungen könnte durch jährliche prophylaktische Darmspiegelungen auf beinahe 100 % erhöht werden. Dies ist jedoch eine sehr kostenaufwendige und für die Betroffenen auch belastende prophylaktische Routineuntersuchung. Sie wird daher nur bei besonderem Verdacht bzw. bei Risikopatienten (z.B. bei familiärer Disposition) durchgeführt.

13. Ist Darmkrebs vererblich?

Die Kenntnisse über genetische Faktoren der Darmkrebsentstehung haben sich in den letzten Jahren sprunghaft entwickelt. Sie haben bislang nicht bestätigt, daß Darmkrebs generell vererblich ist. Allerdings kann eine familiär vererbbare Disposition bestehen. Eine derartige familiäre Disposition gibt es in Form der familiären Polyposis (FAP) und des Lynchsyndroms (HNPCC).

Man geht davon aus, daß ca. 80 bis 90 % der Darmkarzinome Folge von Umwelteinflüssen sind und daß etwa 20 % Folge einer vererbbaren Prädisposition und zusätzlicher Umwelteinflüsse (Tabelle 1.2) sind. Inzwischen weiß man, daß zumindest vier Gene bei der Entstehung des vererblichen Dickdarmkrebses beteiligt sind. Eines dieser Gene soll auf dem Chromosom 5 liegen, andere auf den Chromosomen 17 und 18.

Man schätzt, daß 10 bis 15 % aller Darmkrebserkrankungen auf der Grundlage eines HNPCC-Syndroms entstehen und etwa 0,5 % als Folge eines FAP-Syndroms.

Beim HNPCC-Syndrom liegt ein autosomal-dominant vererbtes Risiko für einen Darmtumor mit einem Erkrankungsrisiko von 90% vor. Bisher sind vier, wahrscheinlich jedoch fünf Gene bekannt, deren Veränderungen (Mutationen) für die Entwicklung von HNPCC verantwortlich sind.

Das durchschnittliche Alter der aufgrund dieser beiden Syndrome erkrankten Darmkrebspatienten liegt niedriger als das der anderen Patienten mit diesen Krebslokalisationen. Auch sind vorrangig die oberen Anteile des Dickdarms, d.h. der aufsteigende und querverlaufende Darm, und seltener die tiefer gelegenen Darmabschnitte, also das Sigma und der Enddarm, vom Tumor betroffen.

Tabelle 1.2: Wichtige Risikofaktoren für Enddarmkarzinome

- Adenome
- Uretero-Sigmoidostomie
- Früherer Dickdarm- oder Enddarmkrebs
- Morbus Crohn
- Chronische Colitis ulcerosa
- Familiäre Polyposis (FAP)
- Lynch-Syndrom
- Gardner-, Turcot-, Muir-, Peutz Jeghers-Syndrom
- Hochkalorische, fettreiche, ballaststoffarme Ernährung
- Alkohol

Der Verdacht auf eine vererbbare Darmkarzinomprädisposition liegt vor, wenn folgende Kriterien *(Amsterdam-Kriterien)* vorliegen:

- Mindestens drei Familienmitglieder mit Darmkrebs.
- Mindestens zwei aufeinanderfolgende Generationen sind betroffen.
- Ein Familienmitglied ist erstgradig verwandt mit den beiden anderen.

- Ein Erkrankter ist zum Zeitpunkt der Diagnose jünger als 50 Jahre.

Bei Patienten unter 40 Jahren sollte auf jeden Fall zum Ausschluß eines vererbbaren Syndroms eine genetische Untersuchung erfolgen, da die Nachkommen eventuell auch das zum Krebs disponierende Gen haben könnten. Bei einer familiären Prädisposition sollten regelmäßige Vorsorgeuntersuchungen, einschließlich der Darmspiegelung, vorgenommen werden.

14. Was muß man tun, um eine molekulargenetische Untersuchung vornehmen zu lassen?

Zunächst sollten Sie sich telefonisch oder schriftlich mit einem humangenetischen Institut an einer Universitätsklinik in Verbindung setzen. Man wird dann zusammen mit Ihnen aufgrund der Familiengeschichte versuchen festzustellen, ob ein oder ob kein Verdacht auf eine vererbliche Veranlagung besteht. Nur im Verdachtsfall ist es sinnvoll, die aufwendigen, spezifischen Untersuchungen durchzuführen.
Vor einer molekulargenetischen Untersuchung muß ein persönliches Gespräch mit einem Humangenetiker stattfinden. Meist erfolgt dann eine persönliche Beratung in einem gemeinsamen Gespräch je nach Zentrum mit Gastroeenterologen, Chirurgen, Pädiatern, Humangenetikern und/oder Psychologen über Möglichkeiten und Gründe für eine molekulargentische Untersuchung.
Während des Beratungsgesprächs haben Sie die Möglichkeit, alle Fragen zu stellen, die Sie interessieren. Wenn Sie sich zur Durchführung einer molekulargenetischen Untersuchung nach der Beratung und einer entsprechenden Bedenkzeit entschlossen haben, kann die erforderliche Blutabnahme erfolgen (ca. 20 ml).
Die Untersuchungen des Bluts dauern relativ lange. Vor zwei Monaten ist nicht mit einem Ergebnis zu rechnen.

15. Bei mir wurde der Darmkrebs zufällig anläßlich einer Vorsorgeuntersuchung festgestellt. Die routinemäßige Untersuchung auf Blut im Stuhl war positiv ausgefallen. Die anschließende Darmspiegelung ergab einen Tumor im Enddarmbereich, der operativ vollständig entfernt werden konnte. Wie lange hätte es wohl noch bis zum Beschwerdeeintritt gedauert, wenn ich die Vorsorgeuntersuchung nicht hätte machen lassen?

Ob und wann es zu Beschwerden kommt, hängt von der Größe, der Ausdehnung, der Wachstumsgeschwindigkeit und vor allem der Lokalisation der Krebserkrankung ab. Die Blutung sagt nichts aus über das Ausbreitungsstadium. Blutungen müssen schon erheblich sein, wenn sie zu Beschwerden führen sollen. Ich kenne einige Patienten, die trotz positiven Blutnachweises sehr lange beschwerdefrei blieben, und andere, die binnen kurzem wegen eines Darmverschlusses, unstillbarer Darmblutungen oder anderer Beschwerden notoperiert werden mußten.
Ist die Ursache der Blutung eine Krebserkrankung, so kann es sich um ein Frühstadium, aber auch schon um ein Spätstadium des Tumorleidens handeln. Manche Darmkrebse bluten sehr frühzeitig, andere erst sehr spät oder auch gar nicht. Einige Tumoren wachsen sehr langsam und andere sehr schnell. Einige verursachen schon im Frühstadium Beschwerden, wohingegen selbst sehr ausgedehnte Tumoren manchmal erst sehr spät Beschwerden bereiten.

16. *Welche Bedeutung hat die Einteilung in T, N und M (TNM-Klassifikation)?*

Sie gibt die Ausbreitung des Tumors wider. Für den Arzt ist die Kenntnis des »Ausbreitungsstadiums« wichtig, da sich hiernach sein Vorgehen bei der Therapie und der Nachsorge richtet. Auch läßt sich bei Kenntnis des TNM-Stadiums mehr über den weiteren Verlauf und über die Heilungschancen des Karzinoms sagen.

17. *Auf meinem Entlassungsbericht steht »Rektumkarzinom $T_3N_1M_0$, Dukes C«. Was bedeuten diese Zahlen und Buchstaben?*

T bedeutet Tumor, N bedeutet regionale Lymphknoten, und M steht für Metastasen, also Tochtergeschwülste. Dieses TNM beschreibt somit die Ausdehnung des Tumors.
Neben der »TNM-Klassifikation« (Tabelle 1.3) existiert eine weitere Stadieneinteilung, die besonders im anglo-amerikanischen Sprachgebrauch praktiziert wird, nämlich die Dukes-Klassifikation. Sie unterscheidet je nach Ausbreitung ein A-, B- und C-Stadium.
T_3 besagt, daß der Krebs den Darmmuskel zwar schon durchbrochen, anderes Gewebe jedoch noch nicht befallen hat. N_1 bedeutet, daß ein bis drei Lymphknoten in der Nähe des Darms schon befallen waren. M_0 heißt, daß es noch nicht zu Fernabsiedlungen gekommen ist.
Dukes C beschreibt die gleiche Ausdehnung. In der Dukes-Klassifikation würde $T_3N_1M_0$ nämlich dem Dukes-C-Stadium oder dem Stadium III entsprechen (Tabelle 1.4).

Tabelle 1.3: Die TMM-Klassifikation für Darmkarzinome (nach *T. Junginger, D. K. Hossfeld, R. P. Müller:* Leitlinien zur Diagnostik und Therapie von Tumoren des Gastrointestinaltrakts und der Schilddrüse. Demeter-Verlag [1999])

Die Begriffe zu **T** (Tumor) bedeuten:
T_1 = Der Primärtumor erstreckt sich nur auf die Darmschleimhaut
T_2 = Der Primärtumor erstreckt sich zusätzlich auf die Muskulatur der Darmwand
T_3 = Der Primärtumor erfaßt den Bauchfellüberzug oder wächst beginnend in das benachbarte Gewebe ein, wo kein Bauchfell vorhanden ist
T_4 = Der Tumor erfaßt benachbarte Strukturen

Die Bezeichnungen zu **N** (Nodes) lauten:
N_1 = Der Tumor erfaßt ein bis drei benachbarte Lymphknoten
N_2 = Der Tumor erfaßt vier oder mehr benachbarte Lymphknoten

Für **M** (Metastasen) gelten folgende Unterbegriffe:
M_x = Vorhandensein oder Fehlen von Fernmetastasen kann nicht beurteilt werden
M_0 = Kein klinischer Nachweis von Tochtergeschwülsten
M_1 = Fernmetastasen nachweisbar

Tabelle 1.4: Die verschiedenen Stadieneinteilungen für Darmkarzinome und ihre Äquivalente (nach *T. Junginger, D. K. Hossfeld, R. P. Müller:* Leitlinien zur Diagnostik und Therapie von Tumoren des Gastrointestinaltrakts und der Schilddrüse. Demeter-Verlag [1999])

Stadiengruppierung				
Stadium 0	T_{is}	N_0	M_0	
Stadium I	T_1	N_0	M_0	Dukes A
	T_2	N_0	M_0	
Stadium II	T_3	N_0	M_0	Dukes B
	T_4	N_0	M_0	
Stadium III	jedes T	N_1	M_0	Dukes C
	jedes T	N_2	M_0	
Stadium IV	jedes T	jedes N	M_1	

18. *Ich verstehe meinen Befundbericht (Entlassungsbericht) nicht.*

Jeder Patient hat das grundsätzliche Recht, über die Krankheit und ihren Verlauf von dem behandelnden Arzt aufgeklärt zu werden. Vielen Menschen fehlen die erforderlichen Fachkenntnisse, und deshalb sind sie im direkten Gespräch mit dem Arzt überfordert. Wenn Sie etwas nicht verstehen, fragen Sie ruhig nach. Das Nächstliegende ist, alles für Sie Unklare in dem Arztbrief zu kennzeichnen oder aufzuschreiben und einen Arzt um Erklärungen zu bitten. Ärzte können nicht bei jedem Patienten erkennen, wieviel Informationen gewünscht sind. Deswegen ist es günstig, wenn Fragen vorbereitet werden, z.B.:

- zur Lokalisation des Tumors,
- zur Ausdehnung der Erkrankung (Stadium),
- zu Therapiestrategien, therapeutische Möglichkeiten, Therapieentscheidungen,
- zu Therapienebenwirkungen,
- zu Heilungsaussichten (Prognose),
- zu Auswirkungen der Erkrankung und der Therapie auf Familie, auf Beruf, auf Hobbys etc.

19. *Läßt sich vorhersagen, ob man gute oder schlechte Überlebenschancen hat?*

Es gibt grobe Anhaltspunkte, die eine Aussage hierzu gestatten. Diese Faktoren nennt man Prognosefaktoren (Tabelle 1.5). Die Kenntnis dieser Risikofaktoren ist für den behandelnden Arzt insofern wichtig, als sie ihm bei der Entscheidung helfen, ob eine zusätzliche Sicherheitstherapie durchgeführt werden sollte oder nicht bzw. wie aggressiv (kurativ) die Therapie sein sollte. Die Prognosefaktoren können je nach Art und Ausdehnung des Darmkarzinoms

sehr unterschiedlich sein. Je schlechter die Prognose ist, desto sorgfältiger muß die Nachsorgebetreuung sein.
Der wichtigste Prognosefaktor ist die Tumorausbreitung. Das bedeutet, je größer der Tumor ist und je mehr Lymphknoten in der Umgebung befallen sind, um so schlechter die Prognose. So hängt auch die Entscheidung für eine Sicherheits-Chemotherapie und/oder Bestrahlung und für eine Operation hauptsächlich vom Ausbreitungsstadium ab.
Dank der großen Fortschritte in der Tumortherapie werden die bisherigen statistischen Überlebenszeiten von Darmkrebspatienten verbessert werden können (Stadium I und II = 90–95 % und Stadium III über 60 %).
Da es sich grundsätzlich immer um mittlere statistische Überlebenszeiten handelt, die im Einzelfall erheblich abweichen können, sollten Patienten ihre »individuelle Prognoseerwartung« mit dem behandelnden Nachsorgearzt besprechen.

Tabelle 1.5: Prognosefaktoren bei Patienten mit Darmtumoren

- Tumorausbreitungsstadien
  (je ausgedehnter der Tumor, desto schlechter die Überlebenszeiterwartung)
- Grading (G)
  (je unreifer das Gewebe, desto schlechter die Überlebenszeiterwartung)
- molekulargenetische Veränderungen
  (je mehr Deletionen mit Verlust von Tumorsuppressionsprodukten, desto schlechter die Überlebenszeiterwartung)
- Allgemeinzustand
  (je schlechter, desto ungünstiger die Überlebenszeiterwartung)
- Leukozyten über 10 000, LDH und alkalische Phosphatase
  (je höher diese Blutwerte, desto schlechter die Überlebenszeiterwartung)

2 *Welche Therapiemöglichkeiten gibt es?*

Fragen zu den verschiedenen Therapien und deren Wirkung

1. *Es gibt offensichtlich die verschiedensten Therapiemöglichkeiten, angefangen von der Operation über die Strahlen-, Chemo, Hormon-, Immuntherapie, Laserkoagulation, Kryotherapie bis hin zur ausschließlichen Überwachung. Nach welchen Kriterien wird eigentlich die Entscheidung für welche Therapie getroffen?*

Für jeden Patienten muß individuell das für ihn beste Therapiekonzept erstellt werden. Das ist häufig schwer und bedarf besonderer ärztlicher Kenntnisse und Erfahrungen. Häufig wird die einzuschlagende Therapiemodalität interdisziplinär entschieden, d.h., onkologisch erfahrene Ärzte der verschiedenen Therapierichtungen besprechen in einer gemeinsamen Konferenz die für den Patienten jeweils beste Behandlung.

Das beschlossene Behandlungskonzept wird hauptsächlich von der Lokalisation, vom Ausbreitungsstadium, vom Reifungsgrad und von der feingeweblichen Form des Tumors bestimmt. Ganz wesentlich beeinflussen auch Zweiterkrankungen, das Alter und die Leistungsfähigkeit des Patienten die Entscheidung.

Grundsätzlich wird man immer zuerst an eine *operative Entfernung* des Tumors denken, da nur sie allein Aussicht auf Heilung verspricht.
Eine *Chemotherapie* wird man vorrangig dann in Erwägung ziehen, wenn entweder Tumorabsiedlungen schon in andere Organe stattgefunden haben, der Tumor nicht vollständig entfernt werden konnte oder wenn eine Gefahr für eine Tumorausbreitung besteht.
Eine Tumorverkleinerung durch *Strahlentherapie* wird dann in Betracht gezogen, wenn eine Operation nicht mehr möglich ist und der Tumor Schmerzen oder andere Beschwerden bereitet. Durch die Strahlentherapie kann die Operationsfähigkeit manchmal herbeigeführt werden.
Zusätzlich zur Operation führt man aus Gründen der Sicherheit gerne eine Strahlentherapie bei Enddarmkarzinompatienten, seltener hingegen bei Dickdarmkarzinompatienten durch. Der Grund hierfür ist nicht etwa eine geringere Wirkung der Strahlentherapie auf die Dickdarmkarzinome, sondern die Gefahr größerer Nebenwirkungen bei den nicht tief sitzenden Tumoren. Da sich in der Nähe der Dickdarmtumoren strahlenempfindliche Organe befinden, kann es hiernach eher zu unerwünschten Störungen kommen. Beim Enddarmkrebs ist dies weniger der Fall!
Die Zusatzbehandlung mit Strahlentherapie, eventuell kombiniert mit Chemotherapie, wird dann durchgeführt, wenn die in der Nähe des Enddarms gelegenen Lymphknoten befallen oder besonders gefährdet sind. Manchmal wird diese Zusatzbehandlung vor der Operation, häufig aber erst nach der Operation durchgeführt.
Im Gegensatz zur Brustkrebs- oder Prostatakrebserkrankung haben *Hormone* bislang keine Anwendung bei Darmkarzinomen gefunden. Hormone gelten bei Darmtumoren als wirkungslos.
Wenn überhaupt, dann hat die *Immuntherapie* nur zur Prophylaxe eine Bedeutung. Allerdings gilt der Wert einer Immunprophylaxe mit monoklonalen Antikörpern noch nicht als gesichert. Außerhalb von Studien sollten diese teuren Therapien daher noch nicht eingesetzt werden.

2. *Bei mir wurde eine erweiterte Hemikolektomie rechts durchgeführt. Was ist hierunter zu verstehen?*

Bei Ihnen lag der Tumor im aufsteigenden Teil (Colon ascendens) des Dickdarms. Der Querdarm (Colon transversum) wird bei dieser Operation an den letzten Teil des Dünndarms (Ileum) ange-

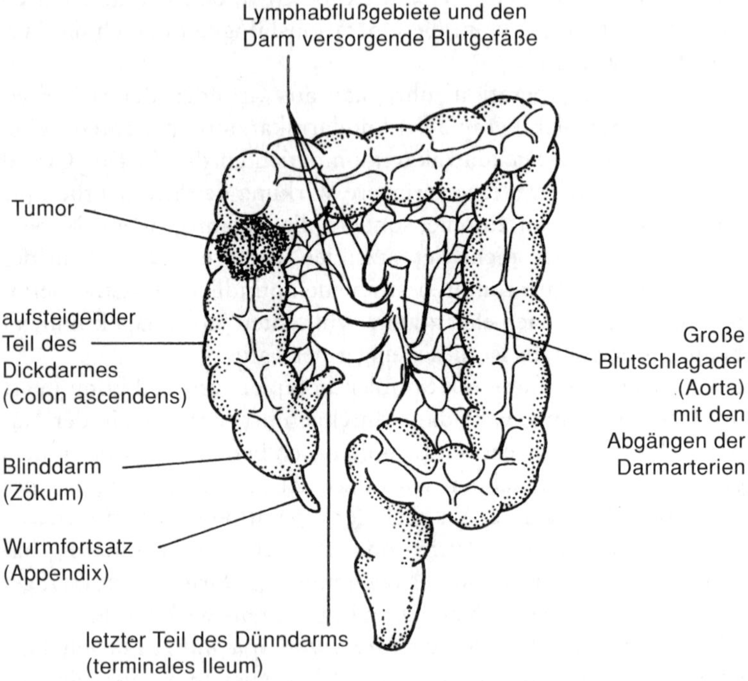

Abbildung 2.1: Erweiterte Entfernung des im aufsteigenden Teil des Darms gelegenen Tumors (erweiterte Hemikolektomie rechts; Abb. modifiziert nach *Herfarth, Ch., N. Runke:* Chirurgische Standards beim primären Coloncarcinom. Chirurg 65, 6, 514–523 [1994])

schlossen (Abbildung 2.1). Die Hemikolektomie hat häufig den Nachteil, daß der Verschluß zwischen Dünndarm und Dickdarm (Bauhinsche Klappe) entfernt werden muß, weswegen manche Patienten nach dieser Operation zu Durchfall neigen.

3. Bei mir wurde eine Hemikolektomie links, R_0 durchgeführt. Was ist hierunter zu verstehen?

Hemi heißt halb und kommt aus dem Griechischen. Kolektomie ist der lateinische Begriff für Darmentfernung.
Wenn der Tumor im absteigenden Teil des Dickdarms (Colon descendens) bzw. im Sigmabereich lokalisiert ist, wird die gesamte linke Seite des Dickdarms mit den dazu gehörigen Lymphknoten entfernt. Der Querdarm wird dann an den Enddarm angeschlossen. Diese Operation nennt man Hemikolektomie links.
R_0 bedeutet, daß bei der Operation sämtliches sichtbare Tumorgewebe entfernt werden konnte.

4. Wann wird ein künstlicher Darmausgang angelegt?

Früher, d.h. noch vor 10 bis 20 Jahren, mußte grundsätzlich bei allen Patienten mit einem im Enddarm gelegenen Krebs ein künstlicher Darmausgang angelegt werden. Heute können mehr als 70 % dieser Patienten »enddarmerhaltend« (kontinenzerhaltend) operiert werden. Diese »kontinenzerhaltende Operation« ist besonders dann möglich, wenn der Tumor im oberen oder im mittleren Drittel des Enddarms lokalisiert ist und man neuere Operations-

verfahren, speziell neuere Klammertechniken, anwendet. So kann der Darmschließmuskel erhalten bleiben.
Nicht nur die Entfernung vom After, sondern auch die Eindringtiefe des Tumors in das Gewebe (Infiltrationstiefe) spielen eine Rolle bei der Entscheidung. Dank der Computertomographie, Ultraschalluntersuchung und Rektumsonographie (Endosonographie) kann der Chirurg schon vor der Operation die ungefähre Infiltrationstiefe und die Ausdehnung des Tumors beurteilen und entsprechend das operative Vorgehen planen. Diese Untersuchungen sind für ihn wichtige Entscheidungskriterien. Am wichtigsten sind allerdings nach wie vor die Einsichtnahme während der Operation (intraoperativ) und vor allem die feingewebliche Schnellschnittuntersuchung des bei der Operation entnommenen Gewebes.

5. *Was versteht man unter einem ileoanalen Pouch?*

»Pouch« ist ein medizinischer Fachbegriff für ein operativ angelegtes Reservoir aus Darmteilen, das Stuhl bzw. Urin sammelt und bis zur Entleerung zurückhält. Beim ileoanalen Pouch wird der gesamte Dickdarm – bis auf ein kleines Stück zur Erhaltung des Schließmuskels am Enddarm – entfernt. Aus Dünndarmschlingen wird ein Beutel – der Pouch – in Form eines S angefertigt. Dieser Pouch soll Funktionen des Dickdarms ersetzen, den Dünndarminhalt auffangen, sammeln und dann erst entleeren. Der Dünndarm ist also bei dieser Operation an den Schließmuskel angeschlossen (Abbildung 2.2).

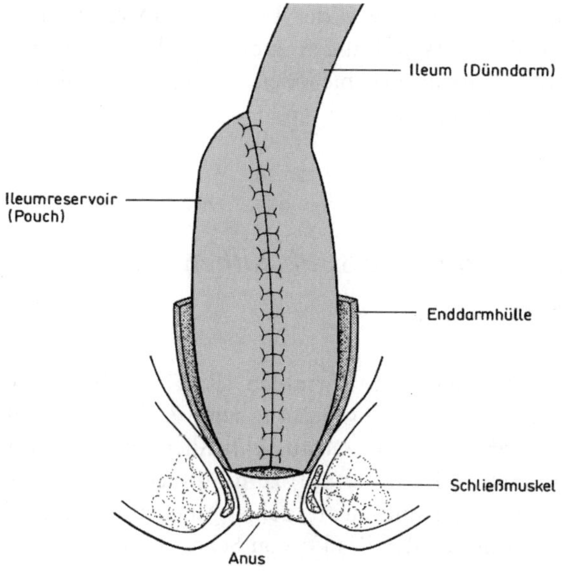

Abbildung 2.2: Der ileonale Pouch als Dünndarmreservoir und Ersatz für den Mastdarm

6. *Ist eine operative Entfernung des Darmkrebses in jedem Fall notwendig?*

Grundsätzlich bedeutet die radikale Entfernung des Krebsherdes nach wie vor die größte Sicherheit. Dies ist am besten auf dem operativen Wege möglich. In besonderen Fällen reicht allerdings auch eine endoskopische Abtragung des krebsbefallenen Polypen aus. Sobald der Polyp jedoch einen hohen Malignitätsgrad (G3 und besonders G4) hat oder bei der feingeweblichen Untersuchung ein Befall der Lymphknoten nachweisbar ist, muß eine Operation erfolgen.

Diese Feststellung bleibt von der Tatsache unberührt, daß es auch einige Darmkrebserkrankungen gibt, bei denen eine Laserung, Kryotherapie, Chemotherapie oder, ja sogar ausschließlich, eine Überwachung ausreicht.

7. *Wann kommt eine Strahlentherapie zum Einsatz?*

Die Tumorbehandlung mit Strahlen (Radiatio) hat im wesentlichen die Verkleinerung des Tumors zum Ziel. Sie kommt in der Darmkrebstherapie so gut wie ausschließlich nur beim Mastdarmkrebs (Enddarmkrebs – Rektum) zum Einsatz. Die anderen bösartigen Darmtumoren sind zwar auch strahlenempfindlich, aber bei ihrer Bestrahlung ist das Risiko von Schäden am Nachbargewebe zu groß.

8. *Ich habe gehört, daß eine Bestrahlung nur bei den »hoffnungslosen Fällen« durchgeführt wird.*

Das stimmt nicht. Insbesondere bei Enddarmkrebs wird die Bestrahlung häufig »zur Prophylaxe« durchgeführt.
Ich kenne viele Patienten, die vor Jahrzehnten eine derartige Sicherheitsbestrahlung erhielten und denen es heute sehr gut geht.

9. *Wie wirkt die Strahlentherapie?*

Im Gegensatz zur Chemotherapie handelt es sich bei der Strahlentherapie – ähnlich wie bei der Operation – um eine lokale Therapie. Sie wirkt nur im Bereich des Bestrahlungsfeldes. Ähnlich wie nach einigen Zytostatika (Alkylanzien) stören und verhindern die Strahlen die Teilung der in den Tumorzellen gelegenen Chromosomen (DNS). Hierdurch kommt es zum Absterben der Tumorzellen. Da die nicht vom Tumor befallenen Zellen wesentlich weniger empfindlich als die Tumorzellen auf die Strahlen reagieren, bleiben sie intakt, obwohl sie möglicherweise im Strahlenfeld gelegen haben.

Ab einer bestimmten Dosis sterben allerdings auch die gesunden Zellen ab. Die meisten Zellen verfügen für den Fall einer Schädigung über ein eigenes »Reparatursystem«, das aus speziellen Enzymen besteht. Dank diesem Repairmechanismus können defekte Stellen aus der Zelle beseitigt und die Schädigungen »ausgeglichen« werden. Je besser die Reparaturfunktionen sind, um so geringer ist die Strahlenempfindlichkeit. Ein Gewebe ist desto strahlenempfindlicher, je schlechter dieses »Reparatursystem« funktioniert. Krebszellen haben ein weniger gut funktionierendes Reparatursystem als normale Zellen. Die Fähigkeit zur Reparatur ist im gesunden Gewebe wesentlich ausgeprägter als im Tumorgewebe, so daß die schädigende Wirkung der Strahlung auf den Krebs stärker ist als auf die umgebenden gesunden Organe.

Die Strahlentherapie wirkt nur im bestrahlten Feld; dort jedoch häufig schneller und »radikaler« als die Chemotherapie. Die systemisch verabreichte Chemotherapie gelangt hingegen auch in die einer Strahlentherapie nicht zugänglichen Regionen.

10. *Zu welchem Zeitpunkt sollte die Bestrahlung erfolgen?*

Vom Prinzip her bestehen mehrere Bestrahlungsmöglichkeiten: Die Vorbestrahlung, die Bestrahlung während der Operation am offenen Bauchraum, die Nachbestrahlung und ihre verschiedenen Kombinationsmöglichkeiten.
Am besten untersucht sind die Vor- und Nachbestrahlung. Letztere sollte möglichst bald nach der Operation durchgeführt werden. Der Erfolg einer Sicherheitsbestrahlung, die erst viele Monate nach der Operation durchgeführt wird, ist nicht gesichert.
Die Bestrahlung sollte zügig durchgeführt werden, damit sich in den längeren Pausen die Tumorzellen nicht wieder vermehren können. Würde man die Strahlentherapie zu lange hinauszögern bzw. zu lange Pausen machen, so könnte dadurch der Therapieeffekt aufgehoben werden.

11. *Wann wendet man eine Lasertherapie an?*

Ist eine operative Beseitigung der in den Darm hineinwachsenden Tumoren nicht mehr möglich, so kann man mit dem Laser Tumorverschlüsse in Sekunden öffnen und so häufig noch eine Durchgängigkeit des Darms ermöglichen. Die Lasertherapie wird auch zur Stillung von Blutungen im Darm angewandt.
Mit der Lasertherapie kann man allerdings nur die im Darm sichtbaren Tumoren behandeln. Die außerhalb des Darms befindlichen Tumorabsiedlungen sind dem Laser nicht zugänglich und müssen durch Strahlen- oder Chemotherapie verkleinert werden.
Die Risiken der Lasertherapie sind wesentlich geringer als ihre Vorteile. Als Nebenwirkungen können Blutungen und – insbesondere bei zusätzlicher lokaler Bestrahlung – auch Geschwüre auftreten. Durch geeignete Vorsichtsmaßnahmen lassen sich diese Komplikationen weitgehend verhindern.

12. Ein Bekannter von mir erhielt eine Strahlentherapie. Zuvor hatte er jahrelang sehr gut und schmerzfrei gelebt. Seit der Strahlentherapie ging es ihm zunehmend schlechter; es traten sehr starke Schmerzen auf.

Sie verwechseln Ursache und Folge! Die Strahlentherapie wurde in der Vergangenheit häufig erst sehr spät eingesetzt, nämlich dann, wenn die Krankheit fortgeschritten war und Beschwerden auftraten. Trotz der Therapie kam es dann noch zu einer Verschlimmerung. Dem »Ruf« der Strahlentherapie hat diese Einstellung sehr geschadet. Vieles, was der Strahlentherapie angelastet wurde, war in Wirklichkeit dem fortschreitenden Krankheitszustand zuzuschreiben.

13. Wann wird eine zytostatische Therapie (Chemotherapie) verabreicht?

Die Chemotherapie ist bei Darmtumoren nur unter bestimmten Voraussetzungen zu empfehlen. Bei bestimmten Tumorformen und ab einer bestimmten Tumorausdehnung ist sie sinnvoll, bei anderen Formen hingegen können ihre Nachteile größer als ihre Vorteile sein. Die Entscheidung, wer von einer Chemotherapie profitiert und wer nicht, kann nur ein Fachmann treffen.
Ebenso wie die Strahlentherapie setzt man die Chemotherapie gerne zur »Prophylaxe« bei Risikopatienten ein, obwohl der Chirurg den Eindruck hat, alles sichtbare Tumorgewebe und die eventuell gefährdeten Lymphknoten entfernt zu haben. Diese prophylaktische Behandlung nennt man adjuvante Chemotherapie.
In manchen Fällen empfiehlt sich die Chemotherapie auch schon vor der Operation. Man spricht dann von einer neoadjuvanten

Chemotherapie. Ihr Ziel ist es, die spätere operative Beseitigung zu erleichtern, ja sogar erst zu ermöglichen. Auch soll durch sie eine frühzeitige Tumorzellverschleppung verhindert werden.

14. Wie wirkt die zytostatische Therapie?

Etwaige vor, während oder nach der Operation in die Blutbahn freigesetzte und in andere Organe abgeschwemmte Tumorzellen können gezielt durch bestimmte Substanzen in ihrem Wachstum gebremst oder sogar abgetötet werden. Diese Substanzen nennt man Zytostatika. Es sind Zellgifte, die vor allem auf sich teilende Zellen wirken. Sie wirken am intensivsten auf rasch wachsende Zellen, zu denen die Krebszellen ja zählen. Auf die wesentlich langsamer wachsenden gesunden Körperzellen können sie allerdings auch einwirken.

Um die Schädigung des gesunden Gewebes möglichst gering zu halten, wird die Wirkung der verabreichten Medikamente immer an der Zahl der weißen Blutkörperchen im Blut gemessen. Sinken sie unter ein Minimum ab, so ist die Behandlung zu unterbrechen. Im Gegensatz zum Haarausfall und zu den Störungen der Darmschleimhaut bemerken Sie selbst nämlich die Knochenmarkschädigung nicht. Sinken die Blutzellen unter ein Minimum ab, so ist die Behandlung zu unterbrechen.

Um ein effektives Behandlungsergebnis zu erzielen, muß die Chemotherapie in bestimmten Zeitabständen wiederholt werden. Man spricht in diesem Fall von Chemotherapiekursen.

Bei der Behandlung von Darmkrebs finden sehr unterschiedlich wirkende Zytostatika Anwendung. Die Industrie hat viele Krebsmedikamente in der »Pipeline«, von denen einige schon in klinischen Therapiestudien erprobt, andere noch im Tierversuch getestet werden. Einige von ihnen sind sehr vielversprechend. Die große Hoffnung ist, daß diese neuen Medikamente nicht nur sehr viel wirksamer, sondern auch nebenwirkungsärmer sein werden.

Derzeit muß man leider davon ausgehen, daß jede wirksame Chemotherapie eine Nebenwirkung hat. Deswegen muß vor einer Therapieeinleitung die Entscheidung für oder gegen eine Chemotherapie von onkologisch erfahrenen Ärzten abgewogen werden.

15. Welche Vorteile hat die regionale Chemotherapie?

Bei ihr ist die Wirkung (und damit auch die Nebenwirkungen) auf eine bestimmte Region beschränkt. Man führt sie gerne bei Lebermetastasen durch. Sie ermöglicht eine hohe Zytostatikakonzentration im Bereich der Lebermetastasen bei geringen systemischen Nebenwirkungen. Die Erfolgsquoten (Remissionsraten) sind mit 40 bis 80% relativ hoch. Nachteilig sind jedoch die relativ hohe Lebertoxizität und die geringe Wirkung auf Tumorzellen außerhalb der Leber.

16. Reicht eine alleinige Chemotherapie aus?

Eine alleinige Chemotherapie reicht selten aus. Bei den meisten Darmtumoren werden die Zytostatika daher nur in Kombination mit einer Operation und/oder einer Strahlentherapie eingesetzt. Zur Zeit (2000) lassen sich die meisten Darmkarzinome nur durch eine Operation, nicht jedoch durch eine ausschließliche medikamentöse Therapie oder eine Strahlentherapie heilen.

17. Ich kenne mehrere Patienten, die kurz vor dem Tode eine Chemotherapie erhielten und die trotzdem sehr bald danach verstarben. Die Chemotherapie hat damals die Qual der Patienten verstärkt. Warum wurde sie dennoch eingesetzt?

Es gehörte zu den bedauerlichen Tatsachen, daß eine Chemotherapie häufig allzu unkritisch von unerfahrenen Ärzten in hoffnungslosen Situationen eingesetzt wird. Auch sind die Erwartungen an eine Chemotherapie nicht nur der Patienten, sondern auch mancher unerfahrener Mediziner übersteigert. Aus Unwissenheit werden häufig falsche Ziele propagiert.
Leider hat die Deutsche Krebsgesellschaft bislang vergeblich die Forderung erhoben, daß nur onkologisch qualifizierte und erfahrene Ärzte eine Chemotherapie durchführen dürfen.

18. Sind in der Chemotherapie in der Zukunft weitere Fortschritte zu erwarten?

Die Entwicklung von Chemotherapeutika ist sehr zeit- und kostenaufwendig. So dauerte es mehr als 20 Jahre, bis im Herbst 1999 Oxaliplatin, ein neues, in der Darmtherapie wirksames Chemotherapeutikum, die Marktreife erhielt.
Zur Zeit werden zahlreiche neue Medikamente entwickelt, die Darmkrebspatienten teilweise schon unter Studienbedingungen zugute kommen. Die ersten Studienergebnisse klingen verheißungsvoll. Sie werden allein oder in Kombination mit anderen Zytostatika die Prognose von Darmtumorpatienten zukünftig verbessern.

19. Wann wird eine Immuntherapie verabreicht? Sind in der Immuntherapie Fortschritte zu verzeichnen bzw. zu erwarten? Reicht eine alleinige Immuntherapie aus?

Die Immuntherapie steckt – zumindest in der Behandlung von Darmkarzinomen – noch in den Kinderschuhen. Obwohl weltweit in diesem zukunftsreichen Gebiet emsig geforscht wird, gibt es zur Zeit kein einziges nachweisbar wirkendes Immuntherapeutikum in der Darmkarzinombehandlung.
Die meisten von der Industrie derzeitig angebotenen »Immuntherapien« – häufig auch biologische oder immunmodulierende Therapien genannt – sind lediglich Zusatztherapien. Viele von ihnen werden weder von der Schulmedizin anerkannt noch von den Kassen bezahlt. Andere haben noch experimentellen Charakter und werden ausschließlich in Studien eingesetzt. Vielversprechende Substanzen, die im Moment getestet werden, sind z.B. die Zytokine oder spezifische Antikörper.
Fallen Sie nicht auf Versprechungen herein, die Sie möglicherweise teuer bezahlen müssen! In der Immuntherapie tummeln sich besonders viele Scharlatane und Geldmacher! Fragen Sie Ihren Arzt, oder setzen Sie sich mit dem Krebsinformationsdienst (KID, Telefon 06221/410121) in Verbindung, bevor Sie zu unsinnigen, ja möglicherweise sehr teuren und nebenwirkungsreichen Immuntherapien oder biologischen Therapien greifen!

20. Wie wirkt die Immuntherapie?

Die Immunabwehr ist ein sehr komplexes Geschehen. An ihr sind Tausende unterschiedlich wirkender Abwehrzellen beteiligt, die jede für sich mehr oder weniger klar definierte Aufgaben in der Abwehr haben.

Man unterscheidet:

1. Therapien, die die körpereigene Abwehr anregen (Immunstimulation) oder verändern (Immunmodulation);
2. spezifische Immuntherapien, die die körpereigene Immunabwehrstoffe ersetzen (Immunsubstitution) und zur Kontrolle der immunologischen Abläufe mit Zytokinen dienen;
3. Therapien mit monoklonalen Antikörpern, die ganz spezifisch die Tumorzellen blockieren sollen.

Zu den unter 1. fallenden Therapien ist zu sagen, daß die körpereigene Abwehr von vielen Faktoren positiv angeregt und beeinflußt wird, so von physischen, aber auch von psychischen Faktoren.
Es werden von der Industrie zahlreiche Medikamente empfohlen, die die unspezifische Immunabwehr verbessern bzw. körpereigene Abwehrkräfte aktivieren sollen (Immunstimulanzien oder Immunmodulatoren). Zu ihnen zählen Mistelextrakte, Enzym- und Thymuspräparate, Schlangengifte, die Sauerstoff-Mehrschritt-Therapie, die Lichttherapie, die Symbioselenkung, mikrobiologische Therapien, Vitamine und viele andere mehr. All diese Therapien beruhen auf weitgehend spekulativen Annahmen, erscheinen aus theoretischer Sicht wenig plausibel und werden von der Schulmedizin nicht anerkannt. Ein therapeutischer Nutzen kann von ihnen nicht mit hinreichender Wahrscheinlichkeit erwartet werden.
Obwohl die Lektine eine etwas spezifischere Wirkung entfalten, zählen sie auch zu der Gruppe der unspezifisch wirkenden Immunstimulanzien.
Zu den unter 2. genannten spezifischen Immuntherapien gehören bestimmte Zytokine, z.B. die Interferone und Interleukine. Hierbei handelt es sich um Botenstoffe, mit denen sich die körpereigenen Abwehrzellen untereinander verständigen. Sie verstärken oder schwächen bestimmte Schritte in der Immunabwehr. In der Darmkarzinomtherapie haben sie bislang noch keine überzeugenden Ergebnisse gebracht. Da sie mit teilweise erheblichen Nebenwirkungen belastet sind, werden sie nur in größeren Zentren getestet.

21. *Wie wirken Therapien mit monoklonalen Antikörpern?*

Krebszellen besitzen an ihrer Oberfläche Vorrichtungen (Antigene), die ihre Individualität ausmachen und an die sich gleichzeitig Antikörper ankoppeln können. Die wissenschaftliche Forschung bemüht sich um die strukturelle Aufklärung und Herstellung solcher spezieller Antikörper. Gelingt dies, so könnte das körpereigene Abwehrsystem aktiviert werden und speziell die Tumorzellen angreifen. Dies hätte nicht nur den Vorteil einer Tumorzellvernichtung, sondern auch der Vermeidung von Therapienebenwirkungen, da ja ausschließlich die Krebszellen geschädigt und abgetötet würden. Im Gegensatz zur Chemotherapie und Strahlentherapie würden durch eine derartige Therapie auch sich nicht in Teilung befindliche, also »schlafende« Tumorzellen angegriffen werden (Abbildung 2.3).
An Tumortherapien mit Antikörpern knüpfen sich hohe Erwartungen in der Onkologie. Sie eröffnen wegen ihrer hohen Tumorzellspezifität eine neue therapeutische Perspektive. Die Therapien zeichnen sich durch einen zur Chemo- und Strahlentherapie völlig unterschiedlichen Wirkungsmechanismus aus. Man erhofft auch geringere Nebenwirkungen als nach den klassischen Tumortherapien.
In klinischer Erprobung befindet sich bislang (Stand 2000) allerdings nur ein monoklonaler Maus-Mensch-Antikörper, der sich spezifisch an das Antigen der Darmkarzinomzellen bindet. Die bisherigen Erfahrungen mit diesem Antikörper weisen darauf hin, daß dieses Medikament kaum Wirkungen bei meßbarer Tumoraktivität zeigt und – wenn überhaupt – nur prophylaktisch nach operativer Entfernung sämtlichen sichtbaren Tumorgewebes zur Vernichtung nicht sichtbarer Tumorzellen gegeben werden sollte.

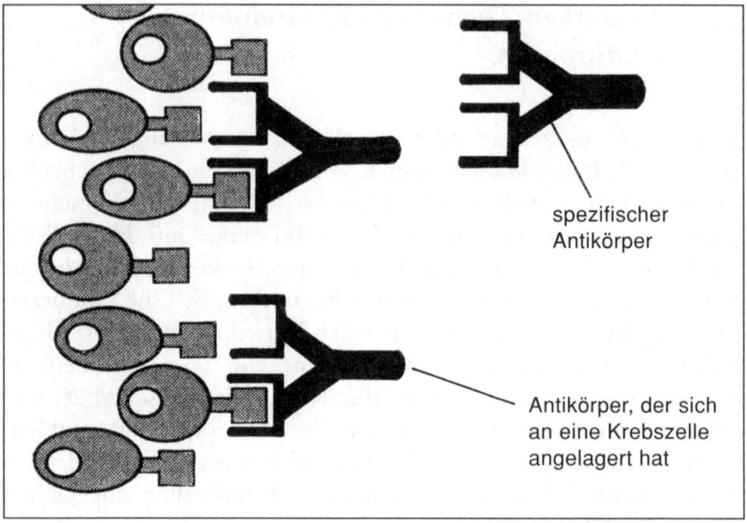

Abbildung 2.3: Bei einer Therapie mit monoklonalen Antikörpern lagern sich diese an die Krebszellen an.

22. *Wie ist der derzeitige Stand der Gentherapie? Welchen Stellenwert hat die Gentherapie?*

Störungen an den Chromosomen und Genen spielen eine zentrale Rolle bei der Entstehung, bei der Erkennung, bei der Verlaufsbeurteilung und der Prognose bösartiger Erkrankungen, so auch des Darmkarzinoms.

Molekularbiologisch gesehen kommt es zu einer Folge von Genveränderungen in der Darmschleimhaut, die zu einem Verlust von Tumorsuppressorgenen oder zu einer Funktionsverstärkung von Onkogenen und schließlich zu Krebswachstum führt.

In der täglichen Praxis gewinnen molekulargenetische Untersuchungen zunehmend an Bedeutung. So erhofft man unter anderem durch die Genanalyse und die Bestimmung des Onkogens K-ras im

Stuhl bestimmte Risikogruppen herauszufiltern, um bei ihnen eine differenziertere Vorsorge zu empfehlen.
Es liegt nahe, daß man in der Zukunft auch eine Beeinflussung des Krankheitsverlaufs durch Manipulationen an den Genen zu erreichen versucht.
Tatsächlich befaßt sich die forschende Industrie auch zunehmend mit dem Therapieansatz, DNA in die Tumorzellen hineinzubringen. Man erhofft sich hierduch, unter anderem auch eine antitumorale Stimulation des Immunsystems zu erreichen, ohne daß die gewonnenen Erkenntnisse jedoch bislang in die Praxis umgesetzt werden konnten. Eine bei Menschen klinisch erprobte Gentherapie gibt es also noch nicht!

23. *Wie läßt sich überhaupt feststellen, ob eine Therapie wirksam bzw. unwirksam ist?*

Neben dem Rückgang von Beschwerden gibt es zahlreiche andere Beurteilungskriterien. Zu ihnen zählen:

- Normalisierung der Blutwerte, Verringerung der Tumormarker
- Verkleinerung der Herde im Ultraschall, Röntgen, in der Computertomographie und in anderen bildgebenden Verfahren
- Verringerung der Blutsenkungsgeschwindigkeit

24. *Kann der Darmkrebs auch ohne Behandlung zurückgehen?*

Spontanremissionen sind bei Darmtumoren selten. Gelegentlich beobachtet man allerdings eine zeitweilige Verkleinerung und Wachstumsverlangsamung, ja sogar ein Verschwinden von Metastasen. Das ist allerdings sehr selten.

25. *Was ist von Naturheilverfahren zu halten?*

Die Naturheilverfahren gebrauchen als Heilreize genuine »Naturfaktoren«, also Wärme und Kälte, Licht und Luft, Wasser und Erde, Bewegung und Ruhe, Ernährung und Nahrungsenthaltung, Heilpflanzen und heilsame seelische Einflüsse.
Die Naturheilverfahren haben nichts zu tun mit den vielen »alternativen« oder »unkonventionellen« Heilmethoden, deren Wirkungen ärztlich-empirisch und wissenschaftlich nicht ausreichend belegt sind, dafür aber nicht selten in geradezu marktschreierischer Weise angepriesen werden.
Die in der Naturheilkunde verwandten Heilmethoden haben in der Krebsbehandlung einen hohen Stellenwert, da sie mit zur körperlichen und seelischen Stabilisierung beitragen können. Grundsätzlich sollte jedoch der behandelnde Arzt um seine Zustimmung für diese Therapien nicht zuletzt auch deswegen gefragt werden, weil im Einzelfall Unverträglichkeiten mit anderen Medikamenten auftreten können. Die Kassen sind im übrigen bei der Frage der Kostenerstattung im Gegensatz zu den alternativen Heilmethoden in der Regel großzügig.

26. *Was ist von den alternativmedizinischen Heilmethoden zu erwarten?*

Die Alternativmedizin wird häufig fälschlich mit der Naturheilkunde gleichgesetzt. Im wesentlichen handelt es sich um Therapieverfahren, die mit der Natur meist wenig zu tun haben. Ihre theoretischen Erklärungsansätze beruhen meist auf spekulativen Denkmodellen bzw. auf unbewiesenen physikalischen Theorien. Dies trifft zum Beispiel auf die Elektroakupunktur nach Voll und auf die Bioresonanztherapie, aber auch auf zahlreiche andere alternativmedizinische Verfahren zu.

Wenn auch die in der Alternativmedizin (Tabelle 2.1) angepriesenen »biologischen Therapien« und »Immuntherapien« manchmal eine meßbare Veränderung der im Blut feststellbaren Immunabwehrzellen verursachen, so werden doch von vielen Wissenschaftlern krebshemmende Wirkungen solcher »Immuntherapien« angezweifelt. Auch ist nicht auszuschließen, daß durch eine derartige unspezifische Stimulation nicht nur die positiv, sondern auch die negativ wirkenden Immunzellen angeregt werden können. Es kann auch sein, daß von einer unspezifischen Immunstimulation unerwünschte Wachstumsimpulse auf die Tumorzellen ausgehen. So kann der Krankheitsprozeß beschleunigt werden.

Da die Wirkungen der in der Tabelle 2.1 (S. 54) aufgeführten Medikamente und Methoden nicht nachgewiesen sind, da zum Teil auch lebensgefährliche Komplikationen nach ihrer Anwendung auftreten können und da nicht zuletzt auch mit großen Schwierigkeiten bei der Kostenerstattung durch die Kassen gerechnet werden muß, sind alternativmedizinische Behandlungen von Krebspatienten sehr kritisch zu beurteilen.

Naturheilverfahren und »alternative« Therapien sind keinerlei Alternative zu den etablierten schulmedizinischen Standardverfahren! Für Sie ist es von Fall zu Fall sehr schwierig, die Seriosität einer therapeutischen Empfehlung zu beurteilen. In diesem Fall sollten Sie sich an einen onkologisch erfahrenen Arzt wenden. Auch steht Ihnen bei Fragen der Krebsinformationsdienst in Heidelberg (KID) telefonisch kostenlos zur Verfügung. Der KID ist neutral und vertritt keinerlei wirtschaftliche Interessen (Adresse siehe Anhang).

Sehr hilfreich sowohl für Betroffene als auch für nicht onkologisch spezialisierte Ärzte ist die Dokumentation der »Studiengruppe über Methoden mit unbewiesener Wirksamkeit in der Onkologie«, die von der Schweizerischen Krebsliga herausgegeben wird (siehe Literaturverzeichnis im Anhang).

Zunehmend machen Betroffene auch von der Möglichkeit Gebrauch, eine »second opinion« einzuholen (Sicherheit durch die zweite Meinung eines neutralen Spezialisten). Nicht alle Krankenkassen erstatten allerdings die hierbei entstehenden Beratungsgebühren.

Tabelle 2.1: Unkonventionelle Therapien (nach *Burkhard, B:* Begutachtung unkonventioneller Maßnahmen bei malignen Tumorerkrankungen in der gesetzlichen Krankenversicherung. Der Medizinische Sachverständige 95, 4, 110–116 [1999])

Medikamente

- Organotherapeutika: Thymusextrakte, NeyTumorin®, Factor AF2
- »Orthomolekulare« und »eumetabolische« Behandlung mit Vitaminen, Mineralien und Spurenelementen
- Pflanzliche Präparate: Mistel, Carnivora VF, Ukrain®
- Enzympräparate: Wobe-Mugos® E, Wobenzym® N
- Präparate aus Mikroorganismen: OKT 432, Jomol®
- Hämocyanin (KLH)

Methoden

- Autonome Konzepte: Anthroposophische Medizin, Homöopathie, Makrobiotik
- Krebsdiäten: »Blutreinigung« durch Fasten, Saftkuren, Kräutertees
- Sauerstoff-/Ozontherapien: Sauerstoff-Mehrschritt-Therapie, Hämatogene Oxidationstherapie, Ozontherapie, Oxivenierungstherapie
- Darmsanierung mittels Colon-Hydro-Therapie und mikrobiologischer Therapie (Symbioselenkung)
- Bioelektrische und magnetische Verfahren: Bioresonanz-, Magnetfeld-, Mikrowellentherapie, HF-Pocket
- Wärmeanwendungen: Fiebertherapien, systemische Krebsmehrschritt-Therapie
- Psychologische Ansätze: Visualisierung nach *Simonton,* Geistheilung, »Eiserne Regel des Krebses« nach *Hamer*

27. Wie sieht es mit der Kostenübernahme bei Zusatztherapien und Alternativtherapien aus?

Unter Zusatztherapien versteht man Behandlungsmethoden, die zusätzlich zu den schulmedizinischen Theapien verabreicht werden. Häufig sind es sogenannte biologische Krebstherapien.

Ihre Kostenerstattung wird von Kasse zu Kasse unterschiedlich gehandhabt. Auf jeden Fall muß bei der jeweiligen Krankenkasse vor Einleitung der Therapie ein Antrag auf Kostenübernahme gestellt werden. Für die Krankenkassen ist die Kostenübernahme eine Einzelfallentscheidung.
Die gesetzlichen Krankenkassen verlangen in der Regel den statistischen Nachweis, daß die in Frage kommenden unkonventionellen Therapiemethoden in einer signifikanten Zahl von Fällen erfolgreich waren. Manche Privatkassen und erst recht die Beamtenbeihilfe sind diesbezüglich allerdings großzügiger.

28. *Sind in Zukunft weitere Fortschritte in der Krebsdiagnostik und -therapie zu erwarten?*

Die diagnostischen Möglichkeiten haben sich in den letzten Jahren wesentlich weiterentwickelt. Mittels molekularer Sonden beginnt man, den genetischen Code zu entziffern und zu verändern. In wenigen Jahren wird voraussichtlich die Diagnose einer bösartigen Erkrankung auf der Grundlage genetischer Veränderungen gestellt werden. Klassifikationen werden bestimmt sein durch biologische und molekulargenetische Faktoren, die die traditionelle klinisch-anatomische Stadieneinteilung ablösen werden. Diese molekularen Erkenntnisse werden auch therapeutisch genutzt werden.
Lange gab es neben der Operation so gut wie keine anderen wirksamen Waffen gegen diese Erkrankung. Dies hat sich seit der Weiterentwicklung der Chemo- und Strahlentherapie geändert. Die seit Einführung der monoklonalen Antikörper und der Zytokine möglich gewordene Immuntherapie eröffnet optimistische Zukunftsperspektiven. Die konventionelle Pharmakotherapie wird ergänzt durch Eingriffe an Genen und Schaltstellen der Signalvermittlung. Die bösartige Entartung von Zellen wird durch gezielte immunologische und gentherapeutische Eingriffe korrigiert wer-

den können, und Nebenwirkungen auf gesunde Organe werden verhindert werden können.
Große Chancen sieht man einerseits in der Fortentwicklung effektiverer, risikoadaptierter und nebenwirkungsarmer Chemotherapien und anderseits in einer zunehmenden Individualisierung der Therapie. Schon jetzt läßt sich vorhersagen, daß sich hinter den »Darmkrebserkrankungen« völlig verschiedene Tumoren mit unterschiedlicher Therapieempfindlichkeit verbergen. Besonders die Fortschritte auf dem Gebiet der Molekularbiologie werden die Erkennung weiterer Prognosefaktoren und damit eine bessere Individualisierung ermöglichen.

29. *Mein Arzt hat mir die verschiedenen Therapiemöglichkeiten mit all ihren Vor- und Nachteilen erklärt und überläßt mir jetzt die Entscheidung. Ich finde das unfair, denn wie kann ich als Laie überhaupt solch wichtige Entscheidungen treffen?*

In der Tat empfinden viele Betroffene so wie Sie die Aufklärungspflicht und den Einbezug in den Entscheidungsprozeß als eine sehr schwere Verantwortung, ja als unangenehme Last. Sie möchten die Entscheidungen nach wie vor dem Fachmann, also dem Arzt, überlassen.
Die Gesetzgebung, die Krankenkassen und die öffentliche Meinung denken da jedoch anders. Auch schätzt der Arzt einen gut informierten und aktiven Patienten, der mitdenkt und sich von den Nebenwirkungen nicht überraschen läßt. Eine wirksame Krebstherapie ohne Nebenwirkungen ist nämlich Illusion. Der moderne Onkologe fordert ein aktives Verhalten des Patienten.
Der Patient ist aufgefordert, sich zu informieren und aufgrund dieser Informationen seine Entscheidungen zu treffen. In der Regel

kann der Arzt ihm nämlich nur Therapievorschläge unterbreiten. Die Entscheidung trifft letztendlich immer nur der Patient. In Notsituationen bzw. bei Notoperationen ist dies nicht möglich, aber nur selten handelt es sich bei der Chemo- oder Strahlen- oder Immuntherapie bösartiger Darmtumoren um eine Therapie, die sofort durchgeführt werden muß. In der Regel hat der Patient Zeit, sich über die Vor- und Nachteile einer Behandlung zu informieren. Wenn Sie eine Therapieentscheidung treffen müssen, gilt als erste Regel, innezuhalten und nachzudenken. Sie können und sollten gegebenenfalls eine weitere (fachliche) Meinung einholen. Ein guter Arzt ist Ihnen deswegen nicht böse!

Tabelle 2.2: Fragen zur Erkrankung und zu den Therapien

- Wie lautet der medizinische Fachausdruck für meine Erkrankung?
- Ist diese Erkrankung heilbar?
- Wie kann man meine Erkrankung behandeln?
- Gibt es mehrere Therapiemöglichkeiten (Strahlentherapie, Chemotherapie, Immuntherapie)?
- Wie hoch ist der Prozentsatz derer, die von dieser Therapie profitieren (z.B. 25, 50, 75 %)?
- Wie groß ist die Heilungswahrscheinlichkeit?
- Wenn keine Heilung zu erwarten ist, kann die Therapie mein Leben verlängern (um Monate oder Jahre)?
- Welche Komplikationen können bei der Therapie jetzt und später auftreten?
- Werden die Therapien von der Kasse bezahlt?
- Wie lange muß ich die Behandlung durchführen?
- Was geschieht, wenn ich mich überhaupt nicht behandeln lasse?
- Kann ich mit anderen Patienten sprechen, die die gleiche Erkrankung haben und die gleiche Behandlung erhalten?
- Was kann ich selbst tun, um den Behandlungserfolg zu unterstützen?
- Sind Wechselwirkungen mit anderen Medikamenten zu erwarten?

Tabelle 2.3: Fragen zur Strahlentherapie

- Welcher Bereich des Körpers soll bestrahlt werden?
- Wie lange wird die Behandlung dauern?
- Wie häufig werden die Bestrahlungen durchgeführt?
- Welche akuten und späten Nebenwirkungen und Schäden können auftreten?
- Was kann ich selber tun, um die Nebenwirkungen und Schäden zu lindern?
- Was passiert, wenn ich keine Strahlentherapie machen lasse?

Tabelle 2.4: Fragen zur Chemotherapie

- Wie viele Therapiezyklen sind geplant?
- Wie lange wird jeder einzelne Zyklus dauern?
- In welchem zeitlichen Abstand müssen die Chemotherapien durchgeführt werden?
- Kann die Therapie auch ambulant duchgeführt werden?
- Kann ich während der Therapietage meinen Alltagsbeschäftigungen nachgehen?
- Wie steht es mit Arbeiten, Sport, Sexualität?
- Welche Nebenwirkungen und Komplikationen können während und nach der Chemotherapie auftreten?
- Gibt es Medikamente gegen die Nebenwirkungen?
- Was kann ich selber tun, um die Nebenwirkungen zu reduzieren und den Heilerfolg zu verbessern?
- Werde ich meinen Beruf weiter ausüben können?
- Werde ich weiter meinen Hobbys nachgehen können?
- Kann ich verreisen und wenn ja, wohin? Welche Einschränkungen bestehen?
- Was kommt auf meine Angehörigen zu?

Vor der Entscheidung über das einzuschlagende Behandlungsverfahren sollten Sie zunächst Klarheit über die Zielsetzung erlangen. Eine Zielsetzung kann die einer endgültigen Heilung sein, eine andere die einer Überführung der Akutkrankheit in eine chronische Phase oder die einer Symptomlinderung oder die einer Lebensqualitätsverbesserung etc.
Sie sollten den Arzt auch danach fragen, welche Konsequenzen die Therapie für Ihren täglichen Lebensablauf hat (siehe Tabellen 2.2, 2.3, 2.4).

30. Mein Arzt bittet um meine Zustimmung zu einer Therapiestudie? Ich zögere, da ich mich nicht als Versuchskaninchen fühlen möchte.

Ich verstehe Ihre Zurückhaltung, rate Ihnen aber aus mehreren Gründen, diese Vorurteile nicht zur Grundlage Ihrer Entscheidung zu machen:
Zwar wurden in den letzten Jahren beträchtliche Fortschritte in der Karzinomtherapie erzielt, aber dennoch bleibt die Tumorerkrankung eine schwere Erkrankung, von der nicht alle geheilt werden können. Neuartige Therapien und Therapiekombinationen müssen entwickelt und ihre Wirkung in Form von Studien überprüft werden. Die Teilnehmer an Therapiestudien sind die ersten, die von neuen Behandlungsmodalitäten profitieren.
Eine Therapiestudie darf vom Gesetzgeber her nur dann durchgeführt werden, wenn eine Ethikkommission ihre Zustimmung erteilt hat. Diese Ethikkommissionen folgen in Deutschland extrem strengen Richtlinien und erlauben eine Therapiestudie nur dann, wenn sie tatsächlich eine Verbesserung gegenüber traditioneller Therapie verspricht. Sie sind also kein Versuchskaninchen!
Erfahrungsgemäß ist die Betreuung der Patienten innerhalb einer Studie aufmerksamer und intensiver als bei gewöhnlichen Patienten. Ob dies an der schärferen Aufsicht oder an dem Interesse des

Arztes oder der Pharmaindustrie liegt, ist unklar. Sicher ist jedoch, daß Sie besser als ein Normalpatient betreut werden. Das Wissen vieler Spezialsten fließt ein, um Therapiestudien zu gestalten, auszuwerten und zu begleiten. Die Therapie, nach der Sie behandelt werden, richtet sich immer nach den neuesten wissenschaftlichen Erkenntnissen.
Die Deutsche Krebshilfe hat zur Problematik und Notwendigkeit von Therapiestudien eine Informationsbroschüre erstellt, die sie bei der Deutschen Krebshilfe kostenlos abrufen können (Adresse siehe Anhang). In Deutschland werden die meisten Therapiestudien in Zentralen koordiniert, organisiert und analysiert (Adressen siehe Anhang).

31. *Entstehen mir Nachteile, wenn ich meine Teilnahme an einer Studie verweigere? Kann ich meine Teilnahmeerklärung später widerrufen?*

Die Teilnahme an Studien ist strikt freiwillig. Wenn Sie Ihre Teilnahme verweigern, haben Sie dennoch einen Anspruch auf die derzeit beste Behandlung. Ohne Ihre schriftlich erklärte Zustimmung und ohne vorherige ausführliche Aufklärung darf keine Studie durchgeführt werden. Sie können jederzeit Ihre Zustimmung rückgängig machen und die Studientherapie abbrechen.

32. *Ich möchte an einer Therapiestudie teilnehmen. An wen muß ich mich wenden?*

Besprechen Sie Ihren Wunsch bzw. Ihr Einverständnis am besten mit Ihrem behandelnden Arzt. Sie sollten mit ihm folgende Fragen besprechen:

- Was ist das Studienziel? (Das Studienziel muß nicht unbedingt in einer Verlängerung der Überlebenszeit bestehen, sondern kann auch eine Lebensqualitätsverbesserung zum Beispiel in Form geringerer Nebenwirkungen zum Ziel haben.)
- Welche Behandlungen und diagnostischen Tests beinhaltet die Studie? (Manchmal sind es nur diagnostische Tests, die allerdings auch sehr belastend sein können.)
- Welche Vor- und welche Nachteile hat die Studientherapie im Vergleich zur Standardtherapie?
- Wie wird die Studie den Tagesablauf des Erkrankten beeinflussen? (Bei manchen Studien ist mit einer verlängerten Krankenhausaufenthaltsdauer zu rechnen).
- Welche Nebenwirkungen können auftreten? (Nicht zu vergessen ist, daß bei Standardtherapien ebenfalls Nebenwirkungen auftreten).
- Wie lange dauert die Studie?
- Wird die Studie stationär oder ambulant durchgeführt?
- Welche Kosten entstehen für den Betroffenen?
- Besteht eine Haftpflichtversicherung, falls es zu unerwünschten Nebenwirkungen und Komplikationen kommt?
- Ist die Studie mit Langzeitbeobachtungen und Untersuchungen verbunden? Gibt es im gegebenen Fall eine Verdienstausfallentschädigung?

33. Ich werde von allen Seiten mit »guten Ratschlägen« bedrängt. Sie sind sicherlich alle gut gemeint, aber manchmal widersprechen sie sich.

So wie Ihnen geht es leider sehr vielen. Welcher Betroffene und welcher Laie hat denn wirklich die Erfahrungen und das notwendige Wissen, um alle medizinischen und nichtmedizinischen Probleme zu kennen? Liegt nicht auch bei jedem Betroffenen die Problematik anders?

Für Sie gilt der Grundsatz, eine klare Linie zu verfolgen und den Empfehlungen des Arztes Ihres Vertrauens zu folgen. Lassen Sie sich nicht in die Auseinandersetzungen um »Schulmedizin – Naturheilverfahren« und damit in Konflikte hineinzerren! Mißtrauen Sie grundsätzlich all denjenigen, die Patentrezepte anbieten! Gerade in der Krebsheilkunde gibt es keine Patentrezepte.

Lassen Sie sich nicht von ungeprüften, fragwürdigen Methoden und »Heilern« verführen; dies gilt vor allem, wenn diese als absolut oder allwissend gepriesen werden. Besprechen Sie mit Ihrem Arzt sachlich diese Angebote! Informieren Sie sich eingehend über die schulmedizinischen Therapien und Möglichkeiten! Die »Schulmedizin« eröffnet heute Möglichkeiten, die vor wenigen Jahren noch undenkbar waren.

Über den Krebsinformationsdienst (KID, Im Neuenheimer Feld 280, 69120 Heidelberg, Telefon 06221/410121) oder über die Deutsche Krebsgesellschaft und ihre Landesverbände (Geschäftsstelle Hanauer Landstraße 194, 60314 Frankfurt a. M.) oder über die Schweizerische Krebsliga (Monbijoustraße 61, Postfach 2284, 3001 Bern) können Sie nähere Informationen einholen. Von der Schweizerischen Krebsliga gibt es eine ausführliche Dokumentation der Methoden mit unbewiesener Wirksamkeit in der Onkologie (siehe Literatur).

34. *Zu Hause bedrängen mich viele Fragen, die ich dann beim Arztbesuch bzw. bei der Arztvisite vergessen habe. Auch hat der Arzt ja immer nur eine begrenzte Zeit für mich übrig, weswegen ich ihn mit meinen Fragen nicht aufhalten möchte.*

Niemand, erst recht nicht Ihr Arzt, nimmt es Ihnen übel, wenn Sie sich die Sie bedrängenden Fragen auf einem Merkzettel notieren. Dem Arzt sind gezielte Fragen sehr viel lieber, als wenn er diese von sich aus ansprechen müßte. Eine Auswahl häufig gestellter Fragen finden Sie in den Tabellen 2.2, 2.3 und 2.4 (S. 57 und 58). Suchen Sie sich die Fragen aus, die auf Sie zutreffen und auf die Sie eine Antwort haben möchten!

35. *Mein Arzt sagt, ich dürfe sehr optimistisch sein. Mein Krebsleiden spricht nämlich sehr gut auf die Therapie an. Mir ist dies unverständlich, denn ich fühle mich seit der Therapie eher schlechter. Auch gibt es überhaupt keine sichtbaren Zeichen, die auf eine Verkleinerung oder gar auf ein Verschwinden der Erkrankung hinweisen könnten.*

Die Ärzte können heute aufgrund sehr genauer Blutanalysen frühzeitig sagen, ob die Therapie anschlägt oder nicht. Ihr Befinden muß sich nämlich nicht immer parallel zum Therapieerfolg verändern. Es kann durch die Therapie zunächst durchaus negativ beeinflußt werden. So vermuten viele Patienten oftmals fälschlich, daß sich beispielsweise hinter Durchfall oder Gewichtsabnahme möglicherweise eine negative Entwicklung verberge. Dabei kann es sich aber auch um kurzfristige Nebenwirkungen einer Bestrahlung oder einer Chemotherapie handeln, die später durch den Therapieerfolg mehr als ausgeglichen werden. Wesentlich genauer als Befindlichkeit, Schmerzen oder Gewichtsveränderungen können die Nachsorgeuntersuchungen Auskunft darüber geben, ob eine Weiterführung der Behandlung anzuraten ist oder ob die Therapie abgebrochen oder gewechselt werden sollte und ob Rezidive vorliegen, zu erwarten oder in Abheilung begriffen sind.

3 *Welche Störungen, Beschwerden und Komplikationen können nach der Operation auftreten?*

Fragen zur Vorbeugung und Behandlung von Störungen nach der Operation

1. *Obwohl bei mir mehr als drei Viertel des Dickdarms entfernt wurden, habe ich keinerlei Probleme mit der Verdauung. Mit wieviel Darm kann der Mensch eigentlich leben, ohne daß es zu Ausfallserscheinungen kommt?*

Die Aufgabe des Dickdarms ist es – wie schon der Name sagt –, für die Eindickung des dünnflüssigen Stuhles zu sorgen. Die lebensnotwendige Aufspaltung und Aufnahme der Nahrung geschieht allerdings in den oberen Dünndarmabschnitten. Wenn der gesamte Dickdarm – gleichgültig aus welchen Ursachen – entfernt wird, ist der Stuhl zwangsläufig dünnflüssig. Ansonsten können diese Menschen jedoch genauso lange ohne Störungen leben wie gesunde.
Im allgemeinen reicht ein Drittel des Dickdarms für die Eindickung des Stuhls aus, manchmal auch weniger.
Bei anderen Patienten hingegen kommt es schon nach dem Verlust des Enddarms zu Unregelmäßigkeiten des Stuhlgangs. Die Ursachen hierfür sind jedoch anderer Natur.

2. *Bei mir kommt es seit der Operation zu unwillkürlichem Stuhlabgang (Inkontinenz). Was kann ich dagegen tun?*

Wahrscheinlich liegt eine Schließmuskelschwäche vor. Sie kann »organischer« oder »funktioneller« Natur sein. Organisch heißt, daß der Muskel nicht mehr intakt ist, wohingegen bei einer funktionellen Störung der Muskel selbst zwar unverletzt ist, jedoch aufgrund einer Schädigung – z.B. der Nervenversorgung – in seiner Funktion eingeschränkt ist. Nicht selten werden bei der Entfernung eines im Enddarm gelegenen Tumors einige Nerven durchtrennt, die für die Schließmuskelfunktion wichtig sind.

Ursache und Ausmaß der Schließmuskelschwäche lassen sich durch Pressen bei der Austastung oder auch durch apparative Untersuchungen (Rektummanometrie) feststellen.

Sowohl bei funktioneller als auch organischer Ursache kann Beckenbodengymnastik zu einer Stärkung des Schließmuskels und somit zu einer Besserung führen. Gute Erfahrungen, d.h. eine Verhinderung unerwünschter Defäkationen, einer Geruchsbelästigung und eines Dekubitus im Analbereich, haben viele Patienten auch mit dem »Analtampon« (Reha Care®) gemacht. Dieser besteht aus toxikologisch inaktivem PVA-Schaumstoff und wird vom Patienten mit einem Einführstab in den Analkanal eingeführt. Stuhl und Sekrete können nun nicht mehr austreten. Mit dem eingenähten Rückholfaden kann der Tampon vom Patienten problemlos entfernt und der Darm so kontrolliert werden.

Da Kontinenzprobleme nach einer Enddarmoperation häufig Folge des zu kleinen Stuhlreservoirs sind, fertigen manche Operateure gleichzeitig mit der Tumoroperation aus dem Darm ein künstliches Reservoir an (Colon pouch). Aus dem verbliebenen Dickdarm wird ein blasenartiges Reservoir gebildet (Pouch) und dem verbliebenen Enddarm vorgelagert.

Einige Chirurgen berichten über sehr gute Erfahrungen mit dieser Methode, andere halten die neue Operationsmethode für noch nicht genügend ausgereift. Bei sehr tief gelegenen Tumoren bevorzugen sie die Anlage eines künstlichen Darmausgangs. In der Tat kann man mit einem gut funktionierenden künstlichen Ausgang sehr viel besser und möglicherweise auch beruhigter leben, als viele glauben (siehe auch »Delbrück: Künstlicher Darmausgang nach Krebs« [siehe Literatur]).

3. *Bei einem Bekannten kam es im späteren Verlauf zu einem Narbenbruch, der ihm erhebliche Probleme bereitet. Läßt sich solch ein Bruch verhindern?*

Durch die Bauchoperation kommt es zwangsläufig zu einer künstlichen Lücke im Muskelgefüge der Bauchdecke, die durch die Vernarbung nur scheinbar vollständig und sicher verschlossen ist. Wenn der Bauchinnendruck beim Pressen oder Heben, bei schwerer körperlicher Arbeit oder z.B. beim Sport erheblich gesteigert wird, kann es zu einem Bruch des inneren Narbengewebes und zum Austritt des Darms aus der jetzt geschaffenen Bruchpforte kommen. Die dünne Bauchdecke wölbt sich dann halbkugelig vor. Das Festigkeitsgefühl des Bauches geht verloren. Aus harmlosen Anfängen können sich dann schließlich große Brüche entwickeln, deren operative Beseitigung wegen des Komplikationsrisikos häufig Probleme bereiten kann.
Besonders gefährdet sind dicke Menschen und diejenigen, bei denen es zu einer verzögerten Wundheilung gekommen ist. In den ersten sechs Monaten nach der Operation ist das Narbengewebe besonders schwach, so daß in dieser Zeit auf folgende Vorsichtsmaßnahmen geachtet werden sollte.

- Meiden Sie alles, was die Bauchdecke stärker belastet, z.B. das Heben und Tragen schwerer Lasten!
- Wenn Sie etwas vom Boden aufheben, so gehen Sie in die Knie und heben das Gewicht mit gestrecktem Oberkörper! Hierdurch wird die Bauchdecke entlastet.

- Heben Sie Lasten niemals ruckartig an.
- Nutzen Sie den »Galgen« im Akutkrankenhaus möglichst wenig. Der »Galgen« ist häufig schuld an frühzeitigen Narbenbrüchen!
- Hüten Sie sich vor Übergewicht! Je dicker Sie sind, desto mehr wird die Bauchmuskulatur belastet und desto größer ist die Gefahr eines Platzbauches. Wohlbeleibtheit ist weder ein Zeichen für Gesundheit, noch bedeutet sie Sicherheit vor einem Krankheitsrückfall!

4. *Seit der Operation habe ich häufig Stuhldrang wie bei Durchfall. Meist kommt allerdings nur sehr wenig oder sogar gar nichts, wenn ich zur Toilette gehe.*

Diese Beschwerden werden »imperativer Stuhldrang« genannt. Sie sind bei vielen Patienten typisch, wenn der Tumor im unteren Drittel des Enddarms lag und kontinenzerhaltend operiert wurde. Ursache ist, daß mit der Entfernung des Enddarms auch die »Ampulla recti« entfernt wurde. Diese dient als Stuhlreservoir. Hier wird der Stuhl eingedickt und der Stuhldrang ausgelöst. Bei Verlust dieses Reservoirs kommt es zu ständig vorwärtsschiebenden Kontraktionen des Dickdarms. Fälschlich wird hierdurch das Gefühl des Stuhldrangs vermittelt, obwohl sich nur sehr kleine Mengen Stuhl im Enddarm befinden. Diese sehr lästigen Beschwerden legen sich im allgemeinen einige Monate nach der Operation. Durch Beckenbodengymnastik kann der Heilungsprozeß beschleunigt werden. Wenn nach 6 bis 10 Monaten keine Besserung eintritt, ist wahrscheinlich der Schließmuskel ernsthaft verletzt worden.

5. Bei mir kommt es seit der Operation zu unwillkürlichem Harnabgang (Harninkontinenz). Was kann die Ursache sein?

Nach Enddarmoperationen kommt es häufig zu einer Streßinkontinenz. Eine solche liegt bei Ihnen mit großer Wahrscheinlichkeit vor. Unter körperlicher Belastung, wie Husten, Pressen oder Tragen schwerer Lasten, kommt es zu unfreiwilligem Harnabgang. Diese Form einer Harninkontinenz wird daher auch Belastungs- oder Streßinkontinenz genannt. Sie läßt sich durch Beckenbodengymnastik beseitigen oder zuminderst lindern.
Durch die unmittelbare Nachbarschaft der Blase zum Darm kann es bei der Operation zu Schädigungen von Nerven kommen, die die Funktion der Harnblase steuern. Es können Störungen der Blasenfunktion auftreten, so z.B. eine Verschlußschwäche der Harnblase (Überlaufblase oder Überdruckblase).
Zu unfreiwilligem Harnverlust kann es auch aufgrund einer Harnwegsentzündung oder des Dauerkatheters kommen. Erkennbar ist eine Entzündung häufig an Schmerzen beim Wasserlassen und/oder Veränderungen des Uringeruchs. Nach gezielter antibiotischer Therapie kommt es zu einer prompten Besserung.

6. An und unterhalb der Operationsnarbe habe ich Schmerzen und Mißempfindungen.

Bei der Operation werden zwangsläufig auch Hautnerven durchtrennt. Dies kann zu Mißempfindungen, ja sogar zu Taubheit und eventuell auch Schmerzen führen.
Durch therapeutischen Ultraschall und durch Krankengymnastik können die Schmerzen gelindert werden. Notfalls kann man auch Schmerzmittel in die Haut einspritzen.

7. *Worin besteht die Beckenbodengymnastik?*

Im wesentlichen führt die Beckenbodengymnastik zu einer Stärkung der Beckenmuskulatur, also gleichzeitig des Darm- aber auch Blasenschließmuskels.
Die Technik besteht darin, daß die quergestreifte Beckenboden-Sphinkter-Muskulatur willkürlich zusammengekniffen wird, ohne die Bauchdecke anzuspannen und somit eine Druckerhöhung im Bauchraum zu verursachen. Die korrekte Durchführung des Beckenmuskeltrainings lernen Sie am besten in einer Tumornachsorgeklinik während der stationären Anschlußheilbehandlung.
Kommt es trotz intensiver Beckenbodengymnastik binnen sechs Monaten nicht zu einer Besserung, so sollte der Chirurg erneut konsultiert werden. Möglicherweise liegt keine Streßinkontinenz, sondern eine stärkere organische Inkontinenz vor. Sie muß chirurgisch behoben werden.

8. *Schon vor der Operation hatte ich manchmal Schwierigkeiten, den Stuhl zu halten. Mein Arzt meint, daß keinerlei Zusammenhang mit der Operation oder der Krebserkrankung besteht.*

Häufig kommt es mit zunehmendem Alter zu einer Schwächung der Beckenbodenmuskulatur, speziell des Afterschließmuskels. Häufige Gründe, die dann zu ungewolltem Stuhlabgang führen, sind: Verstopfung, schlackenarme Kost, Flüssigkeitsmangel, Bewegungsmangel oder Einnahme von Psychopharmaka. Der durch die Operation ausgelöste funktionelle oder organische Schaden kann dann schließlich das »Pünktchen auf dem i« sein, nachdem der Schließmuskel schon aus vielen anderen Gründen vorgeschädigt war.

Neben einer gesunden »normalen Ernährung«, ausreichender Flüssigkeitsaufnahme, Gewichtsregulierung und viel körperlicher Bewegung sollten Sie die Beckenbodengymnastik zur Stärkung des Schließmuskels durchführen.

9. *Trotz Beckenbodengymnastik kommt es zu keiner Besserung der Harninkontinenz.*

In diesem Fall kann möglicherweise eine Dauerversorgung mit Hilfsmitteln notwendig werden. Weitaus die größte Bedeutung in der Inkontinenzversorgung haben noch immer die Vorlagen, von denen die Industrie sehr verschiedene Ausführungen anbietet. Manchmal sind auch externe harnableitende Systeme notwendig. Bei ihnen kann man auf Vorlagen verzichten. Sie erlauben eine weitgehende Mobilisierung und Integration des Patienten.
Sie sind verordnungs- und erstattungsfähig. Die Industrie bietet eine Vielzahl verschiedener Kondomurinale, Beinbeutel und Ableitungsschläuche an. Lassen Sie sich von der Inkontinenzberaterin in einer Nachsorgeklinik beraten.

10. *Gibt es spezielle Beratungsstellen für Inkontinente?*

In einer guten onkologischen Rehabilitationsklinik sind spezielle Kenntnisse und Hilfen bei Inkontinenzproblemen zu erwarten. Viele der auf Darmkrebsnachsorge spezialisierten Rehabilitationskliniken beschäftigen sogar Inkontinenzschwestern, die spezielle Ausbildungskurse in diesem Problembereich absolviert haben. Einer der Gründe für die Durchführung eines stationären Rehabilitationsaufenthaltes können Inkontinenzprobleme sein.

Darüber hinaus verfügt die Gesellschaft für Inkontinenzhilfen (Adresse: Friedrich-Ebert-Straße 124, 34119 Kassel) über eine spezielle Liste von Beratungsstellen. Auf Anforderung wird Ihnen diese Liste kostenlos zugeschickt. Auch gibt es spezielle Buchratgeber für Betroffene mit Harninkontinenz, in denen man die notwendigen Informationen zu allen Problemen der Inkontinenz vermittelt bekommt (siehe Literatur).

11. *Die Krankenkasse macht mir Schwierigkeiten bei der Erstattung von Inkontinenzhilfsmitteln.*

Es besteht keine Leistungspflicht der Kasse, wenn die Hilfsmittel ausschließlich einem hygienischen oder pflegerischen Ziel dienen. Dies ist jedoch anders, wenn:

- die Inkontinenzhilfsmittel in direktem Zusammenhang mit der Behandlung einer anderen Erkrankung erforderlich sind, so etwa bei Wundliegen (Decubitus) oder bei Hautentzündungen.
- ohne Ersatz der Hilfsmittel Erkrankungen drohen.

Sie sollten auf jeden Fall mit dem Kassenvertreter sprechen und Ihre persönliche Situation schildern.

12. *Seit der Operation hatte ich keinen Geschlechtsverkehr mehr. Woran liegt das? Kommt die Potenz wieder?*

Da die für die Potenz verantwortlichen Nervenbahnen auch im Operationsbereich des Enddarms verlaufen, sind Potenzstörungen nach einer radikalen Mastdarmentfernung bis zu einem gewissen

Grad unvermeidlich. Bei einem – allerdings kleinen – Teil der Betroffenen normalisieren sich die Störungen mit der Zeit. Etwa anderthalb Jahre nach der Operation ist bezüglich der Potenz oder der Ejakulationsstörungen ein endgültiger Zustand erreicht, d.h., nach diesem Zeitraum ist nicht mehr mit einer Besserung zu rechnen.

Mit Beschwerden ist lediglich nach Operationen eines Enddarmkrebses zu rechnen. Nach einer Operation wegen eines in den oberen Darmabschnitten gelegenen Krebses, also eines Dickdarmkrebses, sind keine organischen Störungen der Sexualität zu erwarten. Wenn sie dennoch auftreten, so sind sie eher psychischer als organischer Ursache. Sie können sich mit der Zeit wieder legen.

Bei männlichen Enddarmkrebspatienten kann die Fähigkeit des Beischlafes verlorengehen (Impotentia coeundi), das Verlangen (Libido) bleibt hingegen meist erhalten. Das liegt daran, daß bei der Operation keinerlei Eingriffe in den Hormonhaushalt stattfinden. In der Regel kommt es zu Erektionsstörungen, also einer mangelnden Steifigkeit des Gliedes, gelegentlich auch zu Ejakulationsstörungen, also einem Ausbleiben der Samenflüssigkeit. Hormonkuren, Sexcremes und jegliche Art von »Liebestropfen« helfen den Betroffenen also überhaupt nicht. Das bedeutet jedoch nicht, daß es für die Betroffenen keine wirksamen Hilfen gäbe.

Bei Frauen können besonders in den ersten Monaten nach der Operation Schmerzen beim Geschlechtsverkehr auftreten, da es in Folge der Operation zu einer horizontalen Verlagerung der Scheide kommen kann. Manchmal kommt es auch zu einer Verengung. Bei ungenügender Schleimbildung und »trockener« Scheide während des Geschlechtsverkehrs helfen Gleitmittel oder eine hormonelle Behandlung.

13. Ich habe von einer medikamentösen Therapie gehört, mit der sich trotz Impotenz eine Erektion und damit Geschlechtsverkehr ermöglichen läßt. Welche anderen Hilfen gibt es?

- Es gibt schon seit längerem die Möglichkeit, durch Injektion einer Prostaglandin E-ähnlichen Flüssigkeit in die Schwellkörperbasis eine Erektion des Penis herbeizuführen (SKAT = Schwellkörper-Autoinjektionstherapie). Hierdurch werden die arteriellen Blutadern geöffnet und die Durchlässigkeit der Venen vermindert, d.h., der Blutfluß wird verstärkt und der Rückfluß aus dem Penis gebremst. Die Erektion, die 5 bis 15 Minuten nach der Injektion eintritt, kann Stunden anhalten; die Erfolgsquote mit dieser Technik liegt bei etwa 70 %.
- Den gleichen Effekt kann man mit einer lokalen Prostaglandintherapieanwendung erreichen. Bei dieser Methode (MUSE®) wird Prostaglandin E1 in Form eines winzigen Zäpfchens direkt auf die Schleimhaut der Harnröhre gebracht. MUSE® ist verschreibungspflichtig; die Kostenerstattung stößt bei den Krankenkassen allerdings auf Schwierigkeiten. Wegen der Gefahr der Narbenbildung sollte die Injektionstherapie auf maximal zweimal wöchentlich beschränkt sein.
- Da VIAGRA® weitgehend intakte Nervenbahnen voraussetzt, ist hiervon nur dann ein Erfolg zu erwarten, wenn der Tumor sich entweder in den oberen Abschnitten des Darms befand oder wenn psychische Beschwerden im Vordergrund der Ursachen einer erektilen Impotenz stehen.
- Bei Ericaid Osborne® handelt es sich um eine externe Erektionshilfe, für deren Kosten die Krankenkassen aufkommen. Bei ihr wird mittels eines aus Kunststoff bestehenden – ähnlich einem Kondom – über den Penis gestülpten Zylinders mit Hilfe einer Handpumpe ein Vakuum erzeugt, so daß sich der Penis mit Blut füllt und versteift. Die Erektion wird durch einen speziellen Spannungsring gehalten, den der Patient um die Peniswurzel legt.

- Die aufwendigste Methode zur Wiederherstellung der »Männlichkeit« ist die Penisprothese. Es gibt verschiedene Modelle, die jedoch alle relativ komplikationsreich sind und zur Zeit nur in Ausnahmefällen empfohlen werden können.
- Weit über die Hälfte aller Erektionsstörungen lassen sich entweder durch Medikamente oder andere Strategien erfolgreich behandeln. Leider fassen viele Patienten jedoch nicht den Mut, den Arzt auf ihre Probleme anzusprechen. Auch versäumen viele Ärzte es, den Patienten auf mögliche sexuelle Probleme anzusprechen und Hilfen in Aussicht zu stellen. Diesem Problem versucht man unter anderem durch Schaffung einer kostenlosen telefonischen Informationsstelle abzuhelfen. Dieses von Ärzten der Universität Freiburg geleitete Informationszentrum für Sexualität und Gesundheit ist montags bis freitags von 15 Uhr bis 20 Uhr kostenlos unter der Telefonnummer 0180/5558484 erreichbar.

14. *Warum neigen einige Patienten mehr, andere weniger zu Verwachsungen im Bauchraum? Was gilt es bei Verwachsungen zu beachten?*

Verwachsungen im Bauchraum entstehen im allgemeinen als Folge entzündlicher Prozesse. Diese Entzündungen gehen vom Darm oder von anderen Organen des Bauchraums aus. Manchmal sind sie auch unvermeidbarer Bestandteil der Wundheilung nach einer Operation oder einer Bestrahlung.
Warum es bei manchen Patienten selbst nach großen Operationen zu keinen Verwachsungen kommt, bei anderen hingegen schon nach sehr kleinen unkomplizierten Eingriffen sehr unangenehme Verwachsungsbeschwerden auftreten können, weiß man nicht.
Bei Verwachsungsbeschwerden sollte man sehr ballaststoff- und faserhaltige Nahrungsbestandteile sowie Pilze und Nüsse meiden. Verwachsungsbedingte Beschwerden können auch durch eine ab-

norme Gasbildung auftreten, weswegen Kohl, geröstete Zwiebeln und Linsen unvorteilhaft sind. Ebenso können Zuckerersatzstoffe zu einer starken Gasbildung führen, weil sie im Darm nur unvollständig aufgenommen werden und unverdaut in tiefergelegene Darmabschnitte gelangen, wo sie von Bakterien unter Bildung von Gasen abgebaut werden.

Sinnvoll ist, den Stuhl geschmeidig zu halten. Wenn eine Verstopfungsneigung besteht, so sollte man milchzuckerhaltige Abführmittel wegen der Gasbildung meiden.

4 *Welche Störungen, Beschwerden und Komplikationen können bei und nach der Strahlentherapie auftreten?*

Fragen zur Vorbeugung und Behandlung von Störungen bei und nach der Strahlentherapie

1. *Welche Nebenwirkungen können im Zusammenhang mit der Bestrahlung auftreten?*

Bei sorgfältiger – im Idealfall sogar computergestützter – Strahlenplanung und bei Benutzung moderner Strahlengeräte lassen sich Nebenwirkungen und Komplikationen in engen Grenzen halten. Moderne Bestrahlungsgeräte verfügen über eine Vielzahl von »Sicherungen«. So gibt das Gerät die Bestrahlung nur dann frei, wenn sämtliche Einzelheiten (z.B. Größe des Feldes, Winkel, Bestrahlungszeiten) genau mit den geplanten und im Computer gespeicherten Daten übereinstimmen. Bereits bei kleinsten Abweichungen »verweigert« das Gerät die Bestrahlung. Somit ist es mit den modernen Geräten nahezu unmöglich, versehentlich falsch zu bestrahlen.
Manche Patienten merken von der Bestrahlung gar nichts, andere machen die Bestrahlung unberechtigterweise verantwortlich für allgemeine Befindlichkeitsstörungen.
Gelegentlich tritt Durchfall auf, der noch einige Wochen bis Monate nach Abschluß der Bestrahlung anhalten kann. Er ist jedoch – ebenso wie gelegentliche Harnblasenentzündungen – fast aus-

nahmslos vorübergehender Natur. Ursache ist vorwiegend eine Reizung der Schleimhaut des Dünndarms und weniger des Dickdarms. Besondere Therapien sind selten notwendig.

Hautreaktionen während der Strahlenbehandlung sind möglich; nur selten entstehen Hautschäden oder gar Strahlengeschwüre. Die Haut bleibt noch lange empfindlich. Besprechen Sie mit Ihrem Arzt, ob Sie während der Bestrahlung Sitzbäder durchführen dürfen. Im allgemeinen ist das erst einige Zeit nach der Bestrahlung möglich.

Aus der Rötung der Haut kann sich später, meist erst nach Abschluß der Bestrahlung, eine oft mit trockener Abschilferung einhergehende intensive Rötung entwickeln. Sie bleibt mehrere Wochen bestehen, bis die alte Oberhaut abgestoßen ist und sich eine neue gebildet hat. Manchmal verläuft diese Abstoßung rascher, so daß die Haut stellenweise wund wird. In diesem Fall sollte man sie sauber mit etwas reizloser Salbe (z.B. Panthenol) verbinden oder mit Babypuder verdecken.

Häufig kommt es zu unspezifischen Befindlichkeitsstörungen, wie Müdigkeit, Unlust, aber auch Kopfschmerzen und Übelkeit. Diesen Zustand nennen die Ärzte in ihrem Fachjargon »Strahlenkater«. Er wird durch Abbauprodukte der Haut und Gewebereste des Tumors verursacht. Die Strahlentherapeuten empfehlen bei einem strahlenbedingten »Strahlenkater« mit der für ihn typischen unterschwelligen Übelkeit gerne die Einnahme von Vitaminen, insbesondere Vitamin A, Vitaminen der B-Gruppe und Vitamin C; manche Ärzte empfehlen einen Kognak oder Paspertin® Tropfen.

Auch kann die Bildung der roten und weißen Blutzellen zeitweise unterdrückt werden, woraus eine geringere körperliche Belastungsfähigkeit und eine systemische Infektanfälligkeit resultieren können.

Wird die Blutbildung zu stark beeinträchtigt, dann muß die Strahlenbehandlung für einige Zeit unterbrochen oder sogar beendet werden.

2. *Bei mir soll nach der Operation eine Sicherheitsbestrahlung durchgeführt werden. Welche Vorsichtsmaßnahmen muß ich in dieser Zeit beachten?*

Eine »Radiatio« kommt – wenn überhaupt – nur beim Mastdarmkrebs in Frage, nicht jedoch bei den anderen Dickdarmkarzinomen. Für eine Dauer von ca. sechs Wochen nach der Therapie müssen mechanische, physikalische und chemische Reize auf die bestrahlte Haut unterbleiben. Dies bedeutet:

- Die bestrahlten Hautbezirke müssen trocken gehalten und dürfen auch nicht gewaschen werden, denn Feuchtigkeit verstärkt die Strahleneinwirkung in den Hautzellen.
- Da Unreinheiten auch zu Reaktionen führen, kann eine behutsame Reinigung mit Kinderöl erfolgen (vor allem in der Leistengegend und im Genitalbereich).
- Auf die bestrahlten Hautpartien muß mehrmals (drei- bis viermal) täglich Azulon® Kamillen-Puder aufgetragen werden. Dies bewirkt eine gute Kühlwirkung und erhöht die Fähigkeit zur Feuchtigkeitsbindung.
- Die Haut darf nicht gebürstet, gekratzt oder massiert werden.
- Es dürfen keine scheuernden Kleidungsstücke getragen werden, sondern nur hautfreundliche Baumwollkleidung.
- Hitze- und Kälteanwendung muß gemieden werden (Fön! Eisbeutel!).
- Es dürfen keine entfettenden und reizenden Flüssigkeiten verwendet werden, da diese den Säureschutzmantel der Haut zusätzlich zerstören (Alkohol, Benzin, Parfüm, Deodorant).
- Auf die bestrahlten Hautbezirke dürfen keine Pflaster geklebt werden.

3. Welches sind die Symptome der Strahlenproktitis, und was kann ich dagegen tun?

Ein Teil des Enddarms liegt zwangsläufig im Strahlenfeld. Die hier auftretenden Gewebeveränderungen und Störungen nennt man Strahlenproktitis.
Das Beschwerdebild ist sehr vielschichtig. Es macht sich durch unangenehme Mißempfindungen und Schmerzen im gesamten Genitalbereich bis zum After bemerkbar. In der Entzündungsphase kann Durchfall mit gelegentlich krampfartigen Schmerzen auftreten. Die Darmschleimhaut ist in dieser Zeit besonders empfindlich. Manchmal ist es »nur« quälender Stuhldrang.
Die Krämpfe können noch lange anhalten, wohingegen der Durchfall meist nach einiger Zeit von allein aufhört. Wenn stuhlregulierende Mittel nicht helfen und krampflösende Medikamente erfolglos sind, müssen möglicherweise Zäpfchen gegeben und Einläufe mit Kortison verabreicht werden. Operative Korrekturen, die früher wegen Geschwürbildungen und Verschlüssen häufig vorgenommen werden mußten, werden in den letzten Jahren immer seltener notwendig. Überhaupt treten aufgrund der besseren Strahlenplanung heute wesentlich seltener »proktitische Beschwerden« auf als früher.
Kommt es als Spätfolge der Strahlenproktitis zu einer Verengung des Enddarms, so sollte eine Bougierung durchgeführt werden. Der Patient kann diese Bougierung selbst vornehmen.

4. Ist bei strahlentherapiebedingten Magen-Darm-Störungen eine Nahrungsumstellung notwendig?

Ob es im Verlauf einer Strahlentherapie zu Magen-Darm-Störungen kommt, hängt vom Strahlenfeld ab, der Strahlendosis, der Fraktionierung und der Art der Strahlenquelle.

Übelkeit, Durchfall und Nahrungsverwertungsstörungen können, aber müssen nicht bei Darmtumorbestrahlungen auftreten. Durch eine ballaststoffarme Kost und durch Stopfmittel werden die Durchfälle gemildert. Notfalls muß man Tropfen einnehmen, die die Beweglichkeit des Darmes verringern.

Die herabgesetzte Nahrungsverwertung kann durch Enzympräparate und Joghurt, Hylak® oder Omniflora® behoben werden. Sie bauen die gestörte Darmflora wieder auf.

Durch Säureblocker läßt sich die Magenschleimhautentzündung lindern. In der Regel klingen die Beschwerden früher oder später wieder ab.

Liegt der Dünndarm im Strahlenfeld, sollte die Ernährung eiweiß- und kalorienreich, jedoch fett- und ballaststoffarm sein. Die Dünndarmschleimhaut ist empfindlicher als die Dickdarmschleimhaut. Statt Butter, Margarine, Öl und den anderen handelsüblichen Fetten sollte man mittelkettige Fettsäuren (MCT-Fette) verwenden. Scharfe Gewürze, frisches Obst und Lebensmittel mit hohem Säuregrad sind zu meiden, da sie die Schleimhaut unnötig reizen. Empfehlenswert sind Reis, Kartoffeln, Spaghetti, Möhren und gekochtes Obst.

Wichtig ist eine reichliche Flüssigkeitsaufnahme. Zur Verhinderung eines Salzverlusts eignen sich Bouillongetränke.

Nach Bestrahlung des Analbereichs (z.B. wegen Analkrebs) entzündet sich manchmal die Haut um den Anus herum. Lauwarme Sitzbäder mit Kamille können die entzündungsbedingten Beschwerden lindern. Sie dürfen aber nicht in der Zeit während und kurz nach der Bestrahlung erfolgen.

Manchmal beginnen die Störungen erst Monate bis Jahre nach der Bestrahlung. Diese späten Beschwerden sind hartnäckiger und wesentlich schwerer diätetisch zu beeinflussen. Im Frühstadium beginnen sie mit Blähungen, später können sich krampfartige Schmerzen, Durchfall und Blutabgang hinzugesellen.

Bei akuten Strahlenstörungen liegen meist eine Reizung und eine Schwellung der Magen-Darm-Schleimhaut vor, während eine Vernarbung und Durchblutungsstörungen die Ursache der »Strahlenspätschäden« sind.

Einläufe mit kortisonhaltigen Lösungen, Lebertran und Kamilleneinläufe einmal täglich, evtl. über Nacht, können die Beschwerden lindern. Wenn die Beschwerden unerträglich werden, muß möglicherweise operiert werden.

5. *Der Strahlenarzt sagte, daß es durch die Bestrahlung möglicherweise zu einer Blasenentzündung kommen könne. Woran merke ich dies?*

Brennen und Schmerzen beim Wasserlassen weisen auf eine Infektion der Harnwege hin. Bei einer Blasenentzündung verspürt man meistens die typischen Symptome einer Reizblase, d.h. häufig Harndrang, obwohl wenige Tropfen kommen. Eine Entzündung im Nierenbecken verursacht hohes Fieber und dumpfe Schmerzen in der Rückengegend, die nicht selten fälschlich mit Ischias verwechselt werden. All diese Symptome sollten dem Arzt mitgeteilt werden, der dann eine Urinanalyse und gegebenenfalls weitere Untersuchungen veranlaßt.

6. *Wie sollte man sich bei einer strahlenbedingten Blasenentzündung (Strahlenzystitis) verhalten?*

In vielen Fällen hilft eine sogenannte symptomatische Therapie. Diese erfolgt mit Phytopharmaka, also Pflanzenprodukten; aber auch eine Wärmeanwendung, wie z.B. Sitzbäder, kann helfen. Bevor Sie sich zu letzterem entschließen, sollten Sie Ihren Strahlenarzt fragen, ob er etwas dagegen hat! Wasserbehandlungen können sich bei akuten Strahlenentzündungen möglicherweise auch schädlich auswirken.

Sinnvoll ist die Einnahme krampflösender Schmerzmittel (Spasmolytika) zur Ruhigstellung des Blasenmuskels. Erst wenn Keime im Urin festgestellt werden, ist eine antibiotische Therapie notwendig. Bei schweren Infekten sind Bettruhe und leichte Kost Grundlage der Behandlung. Besonders wichtig ist eine reichliche Flüssigkeitszufuhr von mindestens 2,5 Litern über den ganzen Tag verteilt. Hierdurch wird eine bessere Durchspülung der Harnwege zur Vorbeugung von Keimwachstum und zur Ausschwemmung der Bakterien bewirkt. Bestimmte Blasen- und Nierentees haben neben ihrer ausschwemmenden Wirkung auch die Eigenschaft, die Keimabwehr des Körpers zu unterstützen.

7. *Wird durch die Strahlenbehandlung die Immunabwehr gestört?*

Zweifellos stellen die in der Nähe des Mastdarms mitbestrahlten Regionen (z.B. das Knochenmark) eine wichtige Quelle der Blutbildung und der Immunabwehrzellen dar. Sie werden durch die Bestrahlung in Mitleidenschaft gezogen. Ob durch die Bestrahlung jedoch tatsächlich eine langfristige nennenswerte Schwächung der Körperabwehr eintritt, ist nicht gesichert. Wissenschaftlich anerkannte Hinweise gibt es hierfür jedenfalls nicht.

8. *Früher hieß es, daß es durch die Strahlentherapie zu Hautverbrennungen und anderen Schädigungen komme. Gibt es das heute auch noch? Was kann ich selbst dagegen tun?*

Die heute angewandten Strahlenarten und -techniken sind anders als noch vor Jahrzehnten. Anders sind daher auch die Nebenwirkungen. »Verbrennungen« nach Strahlentherapie sind heutzutage extrem selten. So benutzt man heute vorwiegend Linearbeschleuniger statt der früher üblichen Telekobaltgeräte. Die vom Linearbeschleuniger erzeugten Strahlen (Photonen) haben eine hohe Eindringtiefe und sind daher ideal für die Bestrahlung des Enddarmkrebses. Je nach individueller Sonnenverträglichkeit, aber auch je nach Art der Bestrahlungstechnik (Rotationsbestrahlung, Telekobalt, Linearbeschleuniger) kann fast keine Hautreaktion oder starker »Sonnenbrand« entstehen.

Die Haut wird durch die Bestrahlung gereizt. Um sie nicht mehr als notwendig zu belasten, sollten Sie das Bestrahlungsfeld während und auch noch in den Wochen nach der Bestrahlung nur vorsichtig waschen. Vorsichtig heißt, sich mit klarem Wasser ohne Seife zu waschen. Eventuell kann eine Körperlotion (kein Alkohol!) verwendet werden. Darüber hinaus empfehle ich, die Haut tagsüber mit fettreichem Puder und abends vor dem Zubettgehen mit »Babyöl« zu pflegen. Unbedingt zu vermeiden sind hautreizende Seifen, Kratzen, Bürsten, Frottieren, die Anwendung von Alkohol, Benzin, Kölnisch Wasser, Deosprays, hautreizenden Pflastern, Rheumaeinreibemitteln, Wärmebehandlung (warme und heiße Umschläge), Infrarotbestrahlung und Höhensonne. Auch lokale Hitze und Kälte (z.B. Wärmflasche, Eisbeutel) sind schädlich. Nach abgeschlossener Strahlentherapie sind diese Vorsichtsmaßnahmen mit der Zeit nicht mehr notwendig.

9. *Kann die Strahlentherapie Krebs verursachen?*

Die Effekte einer therapeutischen Bestrahlung werden oft mit den katastrophalen Folgen einer durch einen Reaktorunfall oder eine Atombombe verursachten Strahlung verwechselt. Im Gegensatz zu der hierbei entstehenden sehr hohen Ganzkörperdosis kommt es bei der Darmkrebsbestrahlung fast ausschließlich zu einer konzentrierten Dosis im Bestrahlungsfeld. Das Risiko, durch eine solche Behandlung später (in 10 bis 30 Jahren) an einem Zweittumor in der bestrahlten Region zu erkranken, liegt im Promillebereich. Es ist verschwindend gering, wenn man es mit dem Risiko der Krebsausbreitung bei unterlassener Strahlenbehandlung vergleicht.

10. Wie ernähre ich mich am besten während der Strahlentherapie?

Während der Strahlentherapie – übrigens auch während der Chemotherapie – sollten Sie, zumindest an den Behandlungstagen, leichte Speisen bevorzugen. Die Darmschleimhaut ist in dieser Phase besonders empfindlich.
Die Strahlenärzte empfehlen häufig eine vegetarische und vitaminreiche Ernährung zur Prophylaxe des Strahlenkaters.
Bei Durchfall sollten scharfe Gewürze und Lebensmittel mit einem hohen Säuregrad sowie frisches Obst (außer Bananen) gemieden werden. Blähende Speisen können Beschwerden bereiten.
Denken Sie an eine reichliche, eher überreichliche Flüssigkeitsaufnahme! Die Stoffe, die durch Tumorzerfall entstehen und den Strahlenkater mit verursachen, können danach nämlich schneller ausgeschieden werden. Viele begehen den Fehler, bei Durchfall weniger zu trinken. Das Gegenteil ist richtig! Alkohol sollten Sie allerdings während und kurz nach der Strahlentherapie meiden!
Zur Linderung der Darmbeschwerden sollten Sie für weichen Stuhl sorgen und eine Verstopfung vermeiden. Die Ursachen für eine Verstopfung sind in Tabelle 4.1 aufgeführt. Bevor Sie bei Verstopfung Medikamente nehmen, versuchen Sie, den Stuhlgang mit diätetischen Maßnahmen zu beeinflussen.
Durch die Einnahme von ein bis zwei Eßlöffeln Weizenkleie oder Leinsamen zu den Hauptmahlzeiten und reichlich Flüssigkeit wird der Stuhlgang im allgemeinen geschmeidiger und einer Verstopfung vorgebeugt. Bei Verstopfung helfen häufig Kräutertee oder

die Einnahme von Milchzucker. Eine ausreichende Flüssigkeitsaufnahme (ca. 2½ Liter täglich) hat eine positive Auswirkung auf den Stuhlgang.

Tabelle 4.1: Ursachen für eine Verstopfung

- Bewegungsmangel
- Ballaststoffarme Nahrung
- Zu geringe Flüssigkeitsaufnahme
- Falsche Eßgewohnheiten
- Psychische Einflüsse
- Unregelmäßiges Essen mit hochkalorischen, voluminösen Mahlzeiten am Abend
- Auslassen des Frühstücks
- Beeinträchtigung des gastrokolischen Reflexes
- Jahrelanger Laxanzienabusus
- Therapie mit morphinhaltigen Schmerzmitteln
- Therapie mit eisenhaltigen Präparaten
- Einnahme von Antidepressiva
- Schilddrüsenunterfunktion
- Diabetes

5 *Welche Störungen, Beschwerden und Komplikationen können bei und nach der Chemotherapie auftreten?*

Fragen zur Vorbeugung und Behandlung von Störungen bei und nach der Chemotherapie

1. *Durch die ständigen Blutentnahmen, Spritzen und Infusionen sind die Venen bei mir verödet. Vor der Venenpunktion haben der Arzt und natürlich auch ich immer furchtbare Angst.*

Sie bzw. Ihr Arzt sollten überlegen, einen Port anlegen zu lassen (Abbildung 5.1). Beim Port handelt es sich um ein kleines metallenes Reservoir, das vollständig unter die Haut implantiert wird und über einen Silikonkatheter einen dauerhaften Zugang zu einer großen Vene hat. Man sieht es kaum; bei guter Pflege hält es unbegrenzt lang und bereitet keine Beschwerden. Die Patienten können sich hiermit völlig frei bewegen, duschen und baden und sogar Sport treiben. Durch die Membran des Portsystems können dem Blutkreislauf nicht nur Medikamente und Nährstoffe zugeführt werden, sondern man kann auch jederzeit schmerzfrei Blut für Untersuchungen entnehmen. Das mitunter schwierige und schmerzhafte Anpunktieren von Venen entfällt bei dem Portsystem, da nur die Membran des Ports durchstochen werden muß. Die Membran des Ports kann mindestens 2000 Mal punktiert werden.

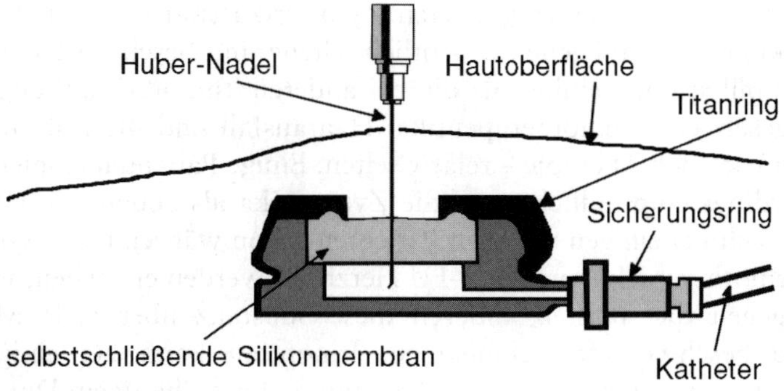

Abbildung 5.1: Aufbau des Ports mit eingestochener Huber-Nadel

2. *Ich habe gehört, daß durch die Zytostatika nicht nur die kranken, sondern auch die gesunden Zellen abgetötet werden. Aus diesem Grunde sollen ja auch die Haare während der Therapie ausfallen. Können sich noch andere Nachteile und Komplikationen einstellen?*

Besonders die sich schnell teilenden Zellen – und dazu gehören die Blutzellen, die Schleimhautzellen im Magen-Darm-Trakt und die Haarzellen – sind in ihrem Wachstum gestört. Sobald die Zytostatika abgebaut sind, können sich diese Zellen wieder normal vermehren, d.h., es kommt wieder zu einem völlig normalen Blutbild, zu einer Normalisierung der Speisepassage und zu vollem Haarwachstum.
Grundsätzlich hängen Art und Ausmaß der Nebenwirkungen von der Art der Zytostatika, von deren Kombination und von der Dosis ab. Beim Darmkarzinom werden unterschiedliche Zytostatika in unterschiedlichen Kombinationen eingesetzt. Es ist daher auch mit unterschiedlichen Nebenwirkungen zu rechnen.

Die bei Darmkrebs eingesetzten Zytostatika sind relativ nebenwirkungsarm und gehen wesentlich seltener mit Beschwerden und Komplikationen einher als die bei anderen Tumorerkrankungen eingesetzten Chemotherapeutika. Haarausfall und Blutzellarmut sind – je nach Therapie – relativ selten. Einige Patienten reagieren allerdings empfindlicher auf die Zytostatika als andere. So können sich bei einigen wenigen Patienten schon während des ersten Chemotherapiekursus mit 5-FU Herzbeschwerden einstellen, wohingegen die meisten anderen diese Substanz über viele Monate beschwerdefrei einnehmen. Irinotecan kann bei einigen Patienten während des ersten Therapiezyklus zu heftigem Durchfall führen, beim zweiten Kurs dann jedoch keine Beschwerden bereiten.
Bei Einhaltung bestimmter Vorsichtsmaßnahmen lassen sich viele unerwünschte Nebenwirkungen verhindern, zumindest reduzieren. Die wissenschaftliche Forschung und die Pharmaindustrie arbeiten intensiv an der Weiterentwicklung von Substanzen, die bei geringeren Nebenwirkungen eine größere Wirksamkeit entfalten.

3. Welche Möglichkeiten gibt es zur Verhinderung der Übelkeit?

Früher gehörten Übelkeit und Erbrechen zu den unangenehmsten Nebenwirkungen von Chemo- und Strahlentherapie. Dies ist seit der Einführung neuer Medikamente (der 5-HT3-Rezeptorantagonisten) nicht mehr der Fall. Diese Medikamente haben zu einer drastischen Minderung der ehemals so belastenden Übelkeit und zu einer verbesserten Akzeptanz der Tumortherapien bei den Patienten geführt. Die speziell beim Darmkrebs eingesetzten Zytostatika gehen allerdings – wenn überhaupt – nur mit geringen Beeinträchtigungen des Wohlbefindens einher, weswegen diese 5-HT3-Rezeptorantagonisten nicht routinemäßig eingenommen werden müssen (Ausnahme: Oxaliplatin).

Sinnvolle Verhaltensmaßnahmen sind:

- Essen Sie einige Stunden vor Beginn der Chemotherapie nicht, da Übelkeit und Erbrechen automatisch zu einer Abneigung gegenüber den vorher eingenommenen Speisen führen. Ansonsten droht antizipatorisches Erbrechen. Außerdem ist der Magen weniger belastet.
- Vor und während der Chemotherapie sollten süße, salzige, stark gewürzte, fettige oder stark riechende Speisen vermieden werden. Schon allein der Geruch derartiger Speisen kann Brechreiz bewirken. Das Brechzentrum reagiert bei zytostatisch behandelten Patienten besonders empfindlich.
- Entspannung und Ablenkung während und nach der Chemotherapie, z.B. durch leise Musik, unter Umständen auch durch Fernsehen oder Anschauen eines Lieblingsvideos, können ebenso wie autogenes Training oder Konzentrations- und Visualisierungsübungen den Brechreiz unterdrücken helfen.
- Eine entspannte und ruhige Atmosphäre im Zimmer wird von vielen Patienten als sehr angenehm empfunden. Bei starkem Sonnenlicht ist eine leichte Abdunkelung des Zimmers angebracht.
- Bei Übelkeitsgefühl verschaffen Entspannungsübungen und tiefes Durchatmen Erleichterung.
- Zur Vermeidung einer Mundschleimhautentzündung sollten besonders empfindliche Patienten 30 Minuten während und nach der 5-FU-Chemotherapie Eis lutschen.

4. *Ich vertrage die vielen Medikamente sehr schlecht und bekomme danach immer Magenschmerzen und Sodbrennen.*

Neben der psychischen Belastung sind Medikamente häufig die Ursache für eine chronische Gastritis mit Magenbeschwerden. Viele Ärzte empfehlen dagegen säureblockierende Medikamente.

5. *Mit welchen Symptomen geht ein Mangel an roten Blukörperchen (Erythrozyten) einher, und was kann ich dagegen tun?*

Bei einer zu geringen Erythrozytenzahl und einem dadurch verminderten Hämoglobingehalt des Blutes wird der Körper nicht ausreichend mit Sauerstoff versorgt. Diesen Zustand nennt man Anämie Sie führt zu einer Verminderung der körperlichen und geistigen Leistungsfähigkeit; man fühlt sich ständig abgeschlagen und müde. Körperliche Anstrengungen wie Treppensteigen oder längeres Gehen und die Verrichtung alltäglicher Dinge sind nur noch eingeschränkt möglich. Weitere Anzeichen einer Anämie können ein stetes Kältegefühl, Kurzatmigkeit bis hin zur Atemnot, Schwäche und Schmerzen in der Brust, Herzschmerzen und Herzjagen, Konzentrationsschwächen und eine allgemeine depressive Stimmungslage sein. Für den Arzt ist die Anämie leicht am Blutbild feststellbar.
Je nach Ursache ist die Gabe von Fremdblut, von Erythropoetin, Eisen oder Vitaminen notwendig.

6. *Mit welchen Symptomen geht ein Mangel an weißen Blutkörperchen einher?*

Sie selber bemerken die Verminderung der weißen Blutzellen (Leukopenie) – wenn überhaupt – häufig erst, wenn es zu Beschwerden und Komplikationen, meist einer Infektion an den Harnwegen oder den Luftwegen, gekommen ist.

7. *Mit welchen Symptomen geht ein Mangel an Blutplättchen (Thrombozyten) einher? Wie sollte ich mich verhalten?*

Es kommt zu Einblutungen in das Gewebe. Meist sind diese Einblutungen flohstichartig und treten häufig zuerst in der Schienbeingegend und in den unter Druck stehenden Köperregionen auf. Gelegentlich kommt es auch zu blauen Flecken. Sie sollten den Arzt hiervon in Kenntnis setzen. Für Sie gelten bei einem manifesten Mangel an Blutplättchen (weniger als 10 000 Plättchen) folgende Verhaltensregeln:

- Keine Tätigkeiten, die mit einer Verletzungsgefahr einhergehen.
- Vorsicht vor Mundschleimhautverletzungen; putzen Sie die Zähne mit einer weichen Zahnbürste.
- Kein hartes Brot essen.
- Informieren Sie ihren Zahnarzt vor irgendwelchen Eingriffen.
- Operative Eingriffe nur, wenn lebensnotwendig und nach vorherigen Thrombozytentransfusionen.
- Pressen Sie ein sauberes Tuch so lange auf die blutende Wunde, bis die Blutung zum Stillstand kommt. Gelingt es Ihnen nicht, die Blutung zu stoppen, so konsultieren Sie einen Arzt.
- Bei Nasenbluten setzen Sie sich senkrecht auf, und lassen Sie das Blut aus der Nase herauslaufen. Auf keinen Fall sollten Sie das Blut herunterschlucken.
- Seien Sie mit der Einnahme von Medikamenten vorsichtig, die die Funktion der Blutplättchen beeinflussen. Hierzu gehören Aspirin® und die meisten Rheumamittel.
- Tragen Sie keine Söckchen, die einengen.
- Vitamin-C- und kalciumreiche Kost ist sinnvoll.

8. Welche Verhaltensmaßnahmen sind bei chemotherapiebedingtem Durchfall sinnvoll?

Zu den Ernährungsempfehlungen gehören:

- Drei bis sechs geriebene Äpfel (mit Schalen!) über den Tag verteilt wirken sich häufig mildernd aus. Die Äpfel sollten so fein wie möglich gerieben werden, damit viel Pektin freigesetzt wird.
- Bei Durchfall ist ebenso wie bei Erbrechen auf eine ausreichende Flüssigkeitsaufnahme zu achten. Hierzu eignen sich vor allem Tees, die mit Maltodextrin 19 (zur Energiezufuhr) oder Oralpädon (als Ersatz für verlorengegangene Mineralstoffe) angereichert werden können.
- Während der Chemotherapie sollte der Darm möglichst wenig belastet werden; schwer verdauliche und fettige Speisen sowie hochkonzentrierte Alkoholika sind zu meiden. Auf blähende Ballaststoffe (Obst, Gemüse, Salat, Nüsse, Kleie und andere Vollkornerzeugnisse) sollte man auch verzichten!
- Bananen sind gut bekömmlich, haben einen hohen Nährwert und enthalten viel Kalium. Sie können den durchfallbedingten Kaliumverlust ausgleichen.
- Milch oder milchhaltige Getränke wie sahnige Suppen, Milchshakes etc. sind schwer bekömmlich. Im übrigen können sie manchmal auch Ursache des Durchfalls sein.

Medikamentös kommen Loperamid, eventuell auch Opiumtropfen in Frage. Es gibt Chemotherapien, bei denen eine sofortige und starke Therapie des Durchfalls nötig ist. Sie schwächen die Darmerregbarkeit ab. Bei massivem Durchfall infolge eines Kurzdarmsyndroms kann Octreotid versucht werden.

9. Nach der Chemotherapie kam es bei mir zu sehr schmerzhaften Rötungen an den Handflächen und den Fußsohlen.

Das sogenannte »Hand/Fußsyndrom« tritt nach der Gabe von bestimmten Substanzen (z.B. Xeloda® oder 5-FU hochdosiert) gehäuft auf. Kortisonhaltige Fettsalben, eventuell ergänzt duch Vitamin-B-Komplex-haltige Salben und/oder Panthenol, wirken lindernd.

10. Ich verspüre seit der Chemotherapie ein Kribbeln (»Ameisenlaufen«), teilweise eine Überempfindlichkeit, teilweise jedoch auch eine Gefühllosigkeit an Händen und Füßen. Was kann ich dagegen tun?

Es handelt sich um Schädigungen der oberflächlichen »Gefühlsnerven«. Bekannt sind derartige Störungen nach der Gabe von bestimmten Zytostatika (z.B. Vinca-Alkaloiden oder Platinpräparaten). Es kommen allerdings auch andere Ursachen in Frage. Erfahrungsgemäß kommt es zu spontanen Verbesserungen und schließlich zum vollständigen Verschwinden der Gefühlsstörungen. Manchmal lohnt sich ein Therapieversuch mit Vitamin-B-haltigen Medikamenten. Von einigen Ärzten werden Antidepressiva, Antikonvulsiva, Analgetika und andere Medikamente eingesetzt, deren Wirkung allerdings nicht unumstritten ist. Unumstritten hingegen ist die positive Wirkung von physikalischen Therapien, wie z.B. dem hydroelektrischen Vollbad (Stangerbad) oder der Gleichstrombehandlung (Vierzellenbad).
Nach Oxaliplatin (ELOXATIN®), einem in der Darmkrebstherapie sehr effektiven Zytostatikum, können sehr unangenehme Gefühlsstörungen nicht nur an Händen und Füßen, sondern auch am

Rachen auftreten. Ohne daß objektiv ein Verschluß der Atemwege oder Gefahr besteht, haben manche Patienten Atemnot und Angst zu ersticken. Der Luftstrom, der beim Atmen gespürt wird (worauf wir im Normalfall nicht achten), kann für kurze Zeit (Minuten) nicht wahrgenommen werden, was zu einem Gefühl der Atemnot führen kann. Diese Symptome (laryngopharyngeales Dysaesthesie-Syndrom) sind harmlos. Die Angst ist nicht berechtigt. Die Gefühlsstörungen sind temperaturabhängig, d.h., sie werden oft durch Kälteeinwirkung ausgelöst. Etwa 80 bis 90 % aller mit diesem Zytostatikum behandelten Patienten entwickeln irgendwann zumindest geringgradige Symptome, die normalerweise nur kurz (ein bis drei Tage) anhalten und sich zwischen den Behandlungszyklen zurückbilden. Die Dauer der Beschwerden nimmt mit zunehmender Anzahl der Behandlungszyklen zu. Die Beschwerden lassen sich bei Vermeidung einer Kälteexposition vermindern bzw. sogar verhindern. Hierzu gehören kalte Getränke. Auch sollten Sie einen kalten Infusionsständer nicht mit bloßen Händen anfassen und nicht unter oder unmittelbar nach der Infusion kalte Winterluft einatmen. Für zu Hause sollten Sie dünne Handschuhe bereitlegen, um sie anzuziehen, wenn Sie kalte Sachen aus dem Kühlschrank entnehmen müssen.

11. *Ich fühle mich kraftlos, antriebslos und bin trotz ausreichendem Schlaf und fehlenden Belastungen manchmal bis zur Erschöpfung müde.*

Als »Fatigue« werden in der Fachsprache die häufig im Krankheitsverlauf und später auftretende Müdigkeit und Erschöpfung bezeichnet. Nach amerikanischen Patientenumfragen soll die Fatigue zu den belastendsten Symptomen bei geheilten Krebspatienten in der Nachsorge gehören.

»Fatigue« kann viele Ursachen haben. Einerseits kann es sich um direkte Begleiterscheinungen der Krebserkrankung oder der The-

rapie handeln, andererseits können diese Beschwerden auch völlig unabhängig von dem Schweregrad der Erkrankung und der Therapie auftreten. Wann, wie lange und wie schlimm eine »Fatigue« auftritt, ist ganz abhängig vom einzelnen Menschen und den auslösenden Ursachen.
Ist ein akuter Blutverlust während der Operation oder eine chronische Darmblutung mit Mangel an roten Blutkörperchen (Anämie) die Ursache, so können Bluttransfusionen oder die Gabe von Erythropoetin zu einer Besserung führen. Hiernach bessert sich die Durchblutung des Gehirns; die Leistungsfähigkeit steigert sich. Schwäche, Schwindelgefühl und Kopfschmerzen verschwinden.
Manchmal liegt es an der Ernährung. Empfohlen werden viele kleine Mahlzeiten. Eine ausreichende Vitaminversorgung ist notwendig, wobei besonders Vitamin C und Vitamin B wichtig sind. Essen Sie nichts Schweres, nichts was leicht füllt oder bläht!
Manchmal lassen sich die Beschwerden auf eine mangelnde Entgiftung von Abfallstoffen in den Nieren zurückführen. Sie sollten auf eine ausreichende Flüssigkeitszufuhr achten!
In unserer Nachsorgeklinik messen wir dem dosierten aeroben Muskeltraining eine große Bedeutung bei. Im stationären Bereich geschieht dies durch Ergometertraining; den ambulanten Patienten empfehlen wir das Fahrradfahren in freier Natur. Im Verlauf der ambulanten und stationären Rehabilitationsbehandlung steigern wir langsam die Belastungen. Gelegentlich beobachten wir nämlich, daß eine übertriebene Schonung die Fatigue eher fördert und körperliche sowie geistige Belastungen die »Lebensgeister« wieder zurückholen.

12. Kommt es nach der Chemotherapie zu Haarausfall?

Nicht nach jeder Chemotherapie kommt es zum Haarausfall. Die beim Darmkrebs üblicherweise eingesetzte Chemotherapie geht – wenn überhaupt – nur mit minimalem Haarverlust einher.

Fragen Sie Ihren Arzt nach dem Risiko, und lassen Sie sich von ihm gegebenenfalls ein Rezept für eine Perücke geben. Lassen Sie sich dieses Rezept von Ihrer Krankenkasse bestätigen, bevor Sie das Haarteil in Auftrag geben. Die gesetzlichen Krankenkassen übernehmen die Kosten zumindest teilweise, während die privaten Krankenkassen manchmal mit der Kostenrückerstattung sehr zurückhaltend sein können. Die Kasse zahlt allerdings nur einen vorübergehenden (relativ preiswerten) Haarersatz, da es ja in der Regel nach Absetzen der Zytostatika wieder zu völlig normalem Haarwuchs kommt und so eine endgültige (relative teure) Perücke nicht notwendig ist. Die RVO- und Ersatzkassen übernehmen die Kosten im allgemeinen mindestens teilweise.
Sie sollten die Perücke möglichst auch zu Hause tragen und somit eine Verstärkung des Krankheitsgefühls durch immer wiederkehrende Blicke in den Spiegel vermeiden! Auch ist die häusliche Situation für Ehepartner, Kinder und Freunde nicht so »offensichtlich« krankheitsbesetzt.

6 *Wie kann ich das Risiko einer Wiedererkrankung verringern?*

Fragen zur Prophylaxe und zu zusätzlichen unterstützenden Maßnahmen

1. *Kann zusätzlich zur Operation etwas getan werden, um ein Rezidiv zu verhindern?*

Ist das Risiko gering, so sollten Sie lediglich einige diätetische Vorsichtsmaßnahmen ergreifen bzw. Ihre Ernährung bewußter gestalten. Besteht hingegen ein größeres Rezidivrisiko, so empfiehlt sich zusätzlich zu den diätetischen Vorsichtsmaßnahmen eine prophylaktische Strahlen- und/oder Chemotherapie.
Ob ein größeres oder kleineres Wiedererkrankungsrisiko vorliegt, wird Ihnen sicherlich Ihr Arzt sagen können. Er kennt am besten Ihre Risiko- bzw. Prognosefaktoren (Tabelle 1.5, S. 33).
Wichtig zu wissen ist, ob ein Dickdarm- oder ein Enddarmkarzinom vorlag, welche Ausdehnung es hatte und wie das Tumorgewebe beschaffen war. Während man Patienten mit Enddarmkarzinom und Lymphknotenbefall gerne zu einer zusätzlichen Strahlentherapie rät, ist man hiermit beim Dickdarmkarzinom wesentlich zurückhaltender. Statt dessen bevorzugt man bei diesen Lokalisationen eine prophylaktische Chemotherapie.

2. *Was versteht man unter einer adjuvanten Strahlentherapie? Welche Vorteile bringt sie? Warum gibt es so unterschiedliche Ansichten über ihre Notwendigkeit?*

Eine adjuvante Strahlentherapie ist eine Sicherheitsbehandlung mit Strahlen, also eine prophylaktische Maßnahme.
Diese zusätzlich zur chirurgischen Tumorentfernung durchgeführte vorbeugende Strahlentherapie kann, wenn sie mit moderner Strahlentechnik ausgeführt wird, das lokale Fortschreiten der Erkrankung insbesondere in die Lymphknotenregionen des kleinen Becken verhindern oder zumindest verlangsamen.
Da das Risiko für Lymphknotenrezidive im kleinen Becken bei Enddarmkarzinompatienten größer als bei Dickdarmkarzinompatienten ist, wird bei ihnen bevorzugt die adjuvante Strahlentherapie durchgeführt. Bei Enddarmkarzinompatienten mit geringem Rezidivrisiko verzichtet man allerdings auf diese zusätzlichen Maßnahmen. Die Nachteile einer derartigen Behandlung wären sonst größer als die Vorteile.
Eine zusätzliche Strahlentherapie kann natürlich immer nur die Tumorausbreitung an der bestrahlten Stelle beeinflussen. Die Ausbreitung über die Blutwege in Organe außerhalb der bestrahlten Region, z.B. in die Leber oder in die Lunge, kann sie – im Gegensatz zur Chemotherapie – nicht verhindern.
Da eine Strahlentherapie ebenso wie alle anderen wirksamen Tumortherapien auch Nebenwirkungen haben kann, sollte ihr Einsatz gut überlegt sein. Nur bei Vorliegen bestimmter Kriterien, die die onkologisch erfahrenen Ärzte sehr genau überdenken müssen, ist eine Sicherheitsbehandlung mit Strahlen notwendig.

3. Was versteht man unter einer adjuvanten Chemotherapie? Welche Vorteile bringt sie?

Hierunter ist eine zusätzlich zur Operation oder Strahlentherapie durchgeführte unterstützende Behandlung mit zellhemmenden Mitteln zu verstehen. Sie soll eine Wiedererkrankung, besonders eine Metastasierung in entfernten Organen, verhindern helfen.

Wie alle adjuvanten Therapien geht auch die adjuvante Chemotherapie von der Hypothese aus, daß häufig schon viele winzige Geschwulstzellen im Körper verstreut sind, die man mit den heutigen diagnostischen Hilfsmitteln nicht erfassen und daher auch nicht gezielt beseitigen kann. Da man mit lokalen Maßnahmen (Strahlentherapie und Operation) diese teilweise weit vom Primärtumor entfernt gelegenen Herde nicht erreichen kann, ist eine Therapie notwendig, die selbst in den entferntesten Regionen wirkt. Dies ist mit der Chemotherapie (zytostatische Therapie) möglich.

Es gibt inzwischen sehr viele unterschiedlich wirkende Zytostatika (zellhemmende Mittel). Sie werden teilweise allein, teilweise in Kombination mit anderen Mitteln gegeben. Diese Zytostatika haben teilweise völlig unterschiedliche Wirkungsmechanismen. Sie können positive, aber auch negative Auswirkungen haben. Die Planung und Überwachung zytostatischer Therapien bedürfen daher sehr großer ärztlicher Erfahrung. Nur nach genauer Kenntnis der Krankheitsvorgeschichte und der Eigenheiten des Tumors, einschließlich der feingeweblichen Charakteristika, kann der Arzt die Entscheidung für eine derartige adjuvante Chemotherapie treffen. Vor- und Nachteile einer derartigen Zusatztherapie müssen sorgfältig abgewogen werden. Es gibt nämlich derzeit keine wirksame Chemotherapie, die nicht gleichzeitig auch Nachteile hätte.

4. Welche Bedeutung hat die adjuvante Immuntherapie? Läßt sich durch eine Verbesserung der Immunabwehr und durch eine adjuvante Immuntherapie das Risiko einer Wiedererkrankung günstig beeinflussen?

Zwar gibt es keine eindeutigen Beweise, jedoch mehr und mehr Hinweise dafür, daß der Immunabwehr eine nicht unbeträchtliche Rolle bei der Krebsentstehung zukommt. Ob es ähnliche Zusammenhänge auch zwischen der Immunabwehr und der Entwicklung von Tochtergeschwülsten, also einer Wiedererkrankung, gibt, ist jedoch nach wie vor unklar.

Die körpereigene Abwehr ist ein sehr komplexes Geschehen, das sich aus zahlreichen einzelnen immunologischen Abläufen und Einflußfaktoren zusammensetzt. Was für einzelne Abläufe in der Immunabwehr positiv ist, kann sich auf andere Abläufe blockierend auswirken. Welche Schritte in der »Immunkaskade« schließlich für die Auslösung und Manifestation der Krebsentstehung verantwortlich sind, ist noch weitgehend unklar. Klar ist nur, daß durch einzelne Immuntherapeutika, wie z.B. Mistelextrakte, Enzym- und Thymuspräparate, Schlangengifte, Diäten oder auch Interferone, Interleukin und ähnliche spezifische und unspezifische Immunstimulanzien, nicht global auf alle Schritte in der Rezidivabwehr positive Auswirkungen erwartet werden können.

Einige Vermutungen gehen davon aus, daß manche »Immunstimulanzien« einige Vorgänge in der Immunabwehr tatsächlich fördern, gleichzeitig jedoch auch andere Schritte blockieren, ja sogar für die Krebsabwehr notwendige Reaktionen unterdrücken können.

Obwohl im Moment viele Hoffnungen auf die Immuntherapie ausgerichtet sind und in keinem anderen Bereich so intensiv geforscht wird, sind noch viele grundlegende Aspekte in der Immunabwehr unbekannt. Der Wert einer adjuvanten Immuntherapie bei Darmkrebs wird in der Schulmedizin zur Zeit noch sehr kontrovers diskutiert, und die meisten der von der Industrie angebotenen Präparate werden abgelehnt.

Solange es keine eindeutigen Therapiestudien gibt, die einen Vorteil dieser »immunologischen« und »biologischen« Therapien erkennen lassen, gibt es auch immer wieder Schwierigkeiten bei den Kassen, wenn diese die Kosten hierfür erstatten sollen.

5. *Was halten Sie von einer Prophylaxe mit Mistelpräparaten?*

Die Misteltherapie (z.B. Helixor®, Plenosol®) gehört zu den populärsten Alternativmethoden in der Krebstherapie. Sie nimmt in der alternativen Tumortherapie insofern eine gewisse Sonderstellung ein, als ihre Wirksamkeit weltanschaulich, d.h. anthroposophisch, begründet wird.
Die Verwendung der Mistel geht auf Rudolf Steiner um 1920 zurück. Sie stand im Zusammenhang mit einer geistigen Neuorientierung. Steiner sah die Ursachen der Krebsentstehung in einer »Revolution physischer Kräfte« und einem »Mangel an Ätherkräften«.
Die sogenannte Schulmedizin steht der Misteltherapie nach wie vor skeptisch, wenn nicht gar ablehnend gegenüber.
Die bisher vorgelegten Therapiestudien über eine Wirksamkeit der Mistelpräparate halten nämlich den strengen Anforderungen der Arzneimittelprüfungen nicht stand.
Die Befürworter einer Misteltherapie gehen hingegen davon aus, daß die Misteltherapie in jedem Stadium der Krebserkrankung hilfreich ist. Sie weisen vor allem auf eine Besserung des Allgemeinzustandes und der Lebensqualität hin. Außerdem verweisen sie auf neuere Untersuchungsbefunde, die einen zellhemmenden Effekt der in der Mistel befindlichen Lektine in Zellkulturen nachgewiesen haben. Inzwischen liegen Erfahrungen bei Tausenden von Krebspatienten vor. Trotz dieser umfangreichen Erfahrungen gibt es allerdings bis heute noch keine eindeutige Erfolgsstudie bei Menschen, die zu einer wissenschaftlichen Anerkennung geführt

hat. Dennoch erstatten die Kassen häufig die Kosten für eine Misteltherapie, zumal diese – verglichen mit den anderen alternativen Therapien – relativ preisgünstig und nebenwirkungsarm ist.

6. Vermindert die tägliche Einnahme von Aspirin® das Wiedererkrankungsrisiko?

Die Ergebnisse mehrerer Studien weisen darauf hin, daß durch die regelmäßige Einnahme von Acetylsalicylsäure (Aspirin®) außer dem Herzinfarkt und Schlaganfall auch dem Darmkrebs vorgebeugt werden kann. Hundertprozentig erwiesen ist eine prophylaktische Wirkung allerdings nicht!
Über die Auswirkungen von Acetylsalicylsäure auf das Wiedererkrankungsrisiko ist noch weniger bekannt. Zu bedenken ist, daß sich über 90 % der Darmkrebsmetastasen nicht im Darm, sondern in anderen Organen und Lymphknoten absiedeln. Es ist sehr fraglich, ob Aspirin® an den Organen die gleiche Wirkung wie an der Darmschleimhaut entfaltet.

7. Wirkt sich Streß negativ auf das Wiedererkrankungsrisiko aus?

Umfangreiche Studien und Hypothesen, die allerdings häufig nicht unwidersprochen geblieben sind, liegen zu diesem Thema vor. Man unterscheidet Eustreß und Dysstreß. Unter Eustreß versteht man hohe körperliche und geistige Anforderungen, die jedoch eher zum Wohlbefinden beitragen. Eustreß macht Spaß und wirkt sich persönlich stabilisierend aus. Ich glaube kaum, daß Eustreß sich negativ auf das Krankheits- bzw. Wiedererkrankungsrisiko auswirken könnte.

Anders möglicherweise bei Dysstreß. Hierunter versteht man zu hohe körperliche und geistige Anforderungen, die mit Unbehagen, mit Aggressionen, ständiger Anspannung und Unterdrückung sowie Angst einhergehen. Dysstreß verursacht Strapazen, bewirkt psychische Labilität und verschlechtert möglicherweise die Immunabwehr.
Wenn überhaupt, dann ist es eine ungenügende Streßverarbeitung, die sich ungünstig auswirken könnte. Versuchen Sie hier an sich zu arbeiten! Psychologen, beispielsweise in den Nachsorgekliniken, können Ihnen dabei behilflich sein und nützliche Tips geben.

8. *Läßt sich durch eine Psychotherapie das Wiedererkrankungsrisiko beeinflussen?*

Nein. Durch eine Psychotherapie lassen sich lediglich die seelischen Folgen der Krebserkrankung behandeln. Nicht der Krebs, sondern der Patient hat psychische Probleme und sollte daher vom Psychologen betreut werden! Auswirkungen einer Psychotherapie auf das Krebswachstum konnten bislang wissenschaftlich nicht bestätigt werden, eher hingegen auf das Wohlbefinden und die Befindlichkeit. Wer behauptet, eine Krebserkrankung durch Psychotherapie heilen zu können, wird von der Schulmedizin nicht anerkannt und gilt als Außenseiter.

9. *Von einem Betroffenen hörte ich vom Prinzip des »positiven Denkens«. Meinen Sie auch, daß das Wiedererkrankungsrisiko sich dadurch beeinflussen lassen könnte?*

Diese Vorstellungen besagen, daß »positives Denken« positive Reaktionen und »negatives Denken« (z.B. Angst, Furcht, Pessimismus) negative Reaktionen bewirkt.
Ob hierdurch tatsächlich ein Einfluß auf das Krebswachstum, ja sogar auf das Wiedererkrankungsrisiko zustande kommt, ist zu bezweifeln. Trotzdem bin ich ein Verfechter dieses Prinzips.
»Positives Denken« hebt das Selbstvertrauen und führt zu Ausgeglichenheit. Schwierigkeiten lassen sich eher beherrschen.
»Positives Denken« beeinflußt auch die Schmerzempfindung. Die Schmerzschwelle wird höher, der Arzneimittelbedarf geringer (siehe »Delbrück: Krebsschmerz« [siehe Literatur]). Dies ist erwiesen.

10. *Können Sie mir Beispiele für »positives Denken« geben?*

Viele Sachverhalte lassen sich negativ, aber auch positiv darstellen. Wählen Sie die positive Darstellung!
Wenn Sie es z.B. als furchtbar empfinden, mindestens einmal alle sechs Monate eine Nachsorgeuntersuchung über sich ergehen zu lassen, so ist dies eine negative Darstellung. Wenn Sie allerdings denken, daß die heutigen Untersuchungsmethoden und Nachsorgetherapien wesentlich mehr Sicherheit bieten als früher und Sie sich deswegen nach einer Nachuntersuchung beruhigter fühlen können, so ist dies eine positive Darstellung.

Wenn Sie immer daran denken, Krebs zu haben, so ist dies negativ. Wenn Sie daran denken, daß der Darmkrebs ein – verglichen mit anderen Krebsarten – relativ gutartiger Krebs ist, so ist dies positives Denken.

11. *Gibt es Selbstheilungskräfte?*

Nicht nur die psychische Situation, sondern auch die Krankheit soll durch die Selbstheilungskräfte beeinflußt werden können. Zwar entziehen sich derartige Einflüsse der Psyche auf den Körper unserer naturwissenschaftlich geprägten schulmedizinischen Vorstellung; einzelne Kasuistiken und vor allem fernöstliche Lehren bestätigen jedoch die Möglichkeit einer Selbstheilung.
Eindeutige wissenschaftliche Studien, die den Kriterien einer wissenschaftlichen Untersuchung standhalten, gibt es hierzu nicht. Mit Sicherheit kann man allerdings davon ausgehen, daß sich Ihr persönliches Wohlergehen und Ihre Lebensqualität durch eine aktive Einstellung zu Ihrer Erkrankung beeinflussen lassen.
Klassische Selbstheilungsmethoden, wie z.B. das autogene Training, die Simonton-Methode oder auch die Meditation, können Sie in vielen Tumornachsorgekliniken, ja sogar in manchen Volkshochschulen erlernen.
Die Aktivierung von »Selbstheilungskräften« verlangt allerdings mehr. Sie setzt zumindest eine Akzeptanz der Erkrankung und der Konsequenzen voraus. »Selbstheilungskräfte« kann nur derjenige entwickeln, der seine Krankheit nicht bekämpft, sondern sie annimmt (nicht etwa hinnimmt). Schon allein die Vorstellung, trotz der Krankheit, trotz der Behinderung gesund sein zu können, kann positive Auswirkungen haben.
Um Selbstheilungskräfte zu aktivieren, darf man kein Passivverhalten zeigen. Nur wer aktiv daran arbeitet, gesund zu leben, zu bleiben und zu werden, kann Selbstheilungskräfte entwickeln.
Ein wichtiger Bestandteil der Selbstheilung ist das »Positivdenken«.

12. *Ich bin starker Raucher. Wirkt sich dies ungünstig auf meine Erkrankung aus?*

Möglicherweise ja, obwohl keine eindeutigen Beweise für Zusammenhänge von Wiedererkrankungsrisiko und Rauchen bei Darmkrebspatienten existieren.
Sicher ist, daß durch Zigarettenrauchen die Immunabwehr erheblich beeinträchtigt und die Infektionsgefährdung größer wird. Herz-Kreislauf-Erkrankungen können entstehen, bzw. eine bestehende Herzschwäche kann sich verschlimmern. Auch die Lungenfunktion kann sich verschlechtern. Wenn Sie hin und wieder ein bis drei Zigaretten oder eine Zigarre rauchen, so ist dagegen sicherlich nichts einzuwenden. Erfahrungsgemäß bleibt es jedoch nicht dabei, weswegen ich grundsätzlich zum völligen Verzicht auf das Rauchen raten möchte.

13. *Ich habe gehört, daß ein Selenmangel für die zunehmende Krebsgefährdung verantwortlich zu machen sei. Kann man durch Selen ein Wiedererkrankungsrisiko mindern?*

Die Bedeutung von Selen in der Humanmedizin ist nach wie vor ungeklärt. Viele Wissenschaftler betonen, daß – außer in Extremfällen – keine eindeutigen selenabhängigen Mangelerscheinungen beim Menschen bekannt sind. Andere sagen, daß sich hinter einem labilen Allgemeinzustand und geschwächten Abwehrkräften häufig ein Selenmangel verberge und daß Selen ebenso der Tumorentstehung entgegenwirke. Bei Patienten mit Dickdarmkrebs wurden im Vergleich zur gesunden Durchschnittsbevölkerung signifikant niedrigere Selenkonzentrationen im Serum festgestellt.

Alle Wissenschaftler sind sich allerdings dahingehend einig, daß Selen – wenn überhaupt – nur immer eine ergänzende Krebstherapie sein kann.

14. *Gibt es besondere Diäten, die das Risiko eines Krankheitsrückfalls (Rezidivs) vermindern?*

Nein, die gibt es nicht. Sie sollten in erster Linie darauf achten, möglichst nährstoffreich zu essen. Nährstoffreich ist nicht identisch mit kalorienreich. Außerdem sollten Sie sich vor Übergewicht hüten und möglichst fettarm essen (siehe Kapitel 8).

15. *Ich habe gehört, daß sich das Rezidivrisiko durch Sport angeblich verringert. Stimmt das?*

Es gibt zwar Beobachtungen aus einigen epidemiologischen Untersuchungen, daß das Risiko für Dickdarmkrebs und Enddarmkrebs bei regelmäßiger körperlicher Aktivität verringert werden kann, aber bewiesen ist das nicht. Noch viel weniger ist eine Verringerung des Rezidivrisikos bei sportlich Aktiven bewiesen.
Dennoch möchte ich Ihnen sehr zu körperlicher Aktivität raten. Nicht nur, weil der Darm hierdurch stärker angeregt wird und eventuell krebsfördernde Stoffe eher ausgeschieden werden, sondern auch, weil Sport positive Auswirkungen auf die Funktionsfähigkeit anderer Organe hat. Durch eine Sportgruppe wird eine Isolierung vermieden und die psychosoziale Situation verbessert. Adressen von »Sport nach Krebs«-Gruppen erhält man beim Landessportbund (Adresse siehe Anhang).

7 *Welche diagnostischen Maßnahmen sind in der Nachsorge notwendig?*

Fragen zu Nachsorgeuntersuchungen zur Feststellung eines Krankheitsrückfalls

1. *Welche Nachsorgeuntersuchungen empfehlen Sie mir, damit ich sicher sein kann, daß die Krankheit nicht fortschreitet bzw. erneut ausbricht?*

Eine absolute Sicherheit gibt es nicht. Zwar sind die heutigen diagnostischen Möglichkeiten um ein Vielfaches besser als noch vor Jahren, aber dennoch lassen sich Rezidive und Metastasen erst ab einer bestimmten Größe feststellen.

Um Ihnen einen individuellen, auf Ihre Bedürfnisse zugeschnittenen Nachsorgeplan zu empfehlen, muß man Genaues über die Art, die Lokalisation, die feingeweblichen Eigenheiten, die Ausdehnung Ihrer Erkrankung und die durchgeführten Therapien wissen. Je nach Schweregrad der Erkrankung, je nach durchgeführter Therapie, je nach Eigenheiten des Betroffenen sowie der Immunabwehr und anderer Einflußfaktoren bedarf es spezieller Nachsorgeuntersuchungen. Sie sollten auf jeden Fall Ihren behandelnden Arzt fragen, wann und in welchen Abständen Sie welche Untersuchungen machen lassen sollten. Wichtig ist, daß Sie bis zu Ihrem Lebensende in ärztlicher Überwachung bleiben. Im Gegensatz zur Operation eines gutartigen Tumors ist nämlich die ärztliche Betreuung mit der Beseitigung eines bösartigen Tumors nicht abgeschlossen. Das Nachsorgenetz wird allerdings mit den Jahren weitmaschiger,

d.h., die Untersuchungen werden nur noch in immer größeren Zeitabständen notwendig.
Unterliegen Sie nicht der falschen Vorstellung, daß durch die Nachsorgeuntersuchungen Rezidive (Wiedererkrankungen) verhindert werden könnten! Die Rezidive lassen sich lediglich im Optimalfall zu einem so frühzeitigen Zeitpunkt erkennen, daß eine Behandlung und Heilung noch möglich sind.

2. *Warum empfehlen Sie mir überhaupt Nachsorgeuntersuchungen? Der Chirurg hat mir doch versichert, daß der gesamte Tumor und die gefährdeten Lymphknoten entfernt wurden. Im übrigen würde ich sowieso keiner neuen Operation zustimmen, falls etwas festgestellt werden sollte.*

Das Risiko eines Krankheitsrückfalls bei Patienten, bei denen der Chirurg den Tumor vollständig entfernt zu haben glaubt, ist nicht unbeträchtlich. Es beträgt bei noch nicht befallenen Lymphknoten (Stadium II) immerhin 20 %. Waren die Lymphknoten befallen, so erhöht sich das Risiko je nach Anzahl der befallenen Lymphknoten und anderer Prognosefaktoren (siehe S. 33).
Eine Abschätzung des Wiedererkrankungsrisikos ist bei Kenntnis der Prognosefaktoren mit einer ungefähren Wahrscheinlichkeit möglich (siehe Kapitel 1). Kein Arzt – auch nicht Ihr operierender Chirurg – kann Ihnen eine 100 %ige Sicherheit geben.
Manche Patienten sind der Ansicht, daß mit Abschluß der erfolgreichen Operation die Behandlung abgeschlossen und alles »erledigt« sei. Diese Patienten vergessen, daß sich bei der Operation eventuell kleine Tumorzellnester dem Auge des Operateurs entzogen haben können oder daß einzelne Tumorzellen in die Blutbahn abgeschwemmt sind. Sie können zu neuen Krebsgeschwülsten bzw.

Metastasen heranwachsen, können bei rechtzeitiger Erkennung jedoch erfolgreich behandelt werden.
Die Krebsnachbetreuung zielt jedoch nicht nur darauf ab, Rezidive oder Metastasen möglichst frühzeitig zu erkennen, sondern viele andere Gründe sprechen zusätzlich für die Notwendigkeit von Nachsorgeuntersuchungen:

- Erkennung und Behandlung von Operationsfolgestörungen, wie z.B. Schwierigkeiten beim Stuhlgang und Wasserlassen (Inkontinenz), Störungen der Sexualität (Potenz) oder Auswirkungen der Medikamente auf z.B. Herz und Kreislauf oder Blut.
- Früherkennung eventueller Zweiterkrankungen, Tumorprophylaxe und Beratung für richtige Verhaltensweisen, allgemeine Vorsorgemaßnahmen. (Bei 1 bis 9% aller »Geheilten« kommt es nach Aussagen der Literatur zu Zweitkarzinomen im Dickdarm [metachrone Tumoren].)
- Sozialrechtliche Beratung und Einleitung von Hilfen, Beratung bei eventuellen beruflichen Problemen. Es gibt mehr Hilfen, als viele annehmen.
- Beratung bei eventuellen psychischen, familiären Problemen, Beratung und Information von Angehörigen.

3. *Wie kommt es, daß manche Patienten schon nach so kurzer Zeit, andere hingegen viele Jahre, ja Jahrzehnte keinen Rückfall bzw. Metastasen bekommen? Hängt das mit der Therapie zusammen oder mit der Sorgfalt der Nachsorgeuntersuchungen?*

Ob eine Wiedererkrankung (Rezidiv oder Metastasierung) auftritt oder ob es zu einem Rückfall schon sehr bald oder erst nach vielen Jahren kommt, hängt von vielen Faktoren ab. Diese Faktoren nennt der Mediziner Risiko- bzw. Prognosefaktoren. Zu ihnen

zählen unter anderem die Tumorgröße, die Tumorausdehnung (TNM), die Lokalisation des Tumors, die Ausreifung des Tumorgewebes (Grading), die Art und Radikalität der durchgeführten Behandlung. Auch hat eine Bedeutung, ob gute oder schlechte Körperabwehrkräfte oder Zweiterkrankungen vorliegen.
Statistisch haben diejenigen Patienten, bei denen der Tumor auf die Darmschleimhaut begrenzt war, eine beinahe genauso hohe Lebenserwartung wie gesunde Menschen. Voraussetzung ist allerdings, daß sie vernünftig leben und die Nachsorgeuntersuchungen regelmäßig durchführen lassen. Die Nachsorgeuntersuchungen sind bei diesen Patienten allerdings eher Vorsorgeuntersuchungen. Es ist ein Mißverständnis zu glauben, daß durch sorgfältige Nachsorgeuntersuchungen eine Wiedererkrankung hinausgeschoben werden kann. Schließlich handelt es sich ja nur um diagnostische und nicht um therapeutische Maßnahmen. Die Nachsorgeuntersuchungen haben lediglich zum Ziel, eine eventuelle Wiedererkrankung zum frühestmöglichen Zeitpunkt zu erkennen, um sie leichter und erfolgreicher behandeln zu können.

4. *Wie häufig sollten Nachsorgeuntersuchungen vorgenommen werden? Welche Untersuchungen sind notwendig?*

Diesbezüglich lassen sich keine pauschalen Empfehlungen abgeben. Je nach Bösartigkeit des Tumorgewebes, Beschwerdebild, aber auch je nach Therapiefolgestörungen und anderen Problemen sind unterschiedliche Untersuchungen notwendig. Allerdings gibt es ein Basisuntersuchungsprogramm. Hierzu gehören Arztbesuche in mindestens dreimonatigen Abständen im ersten Jahr, in sechsmonatigen Abständen im zweiten Jahr und danach in zwölfmonatigen Abständen. Die Kontrollen sollten dann ein Leben lang durchgeführt werden.

Das Basisprogramm beinhaltet ein ausführliches »Frageprogramm« des Arztes, die körperliche Untersuchung, Blutuntersuchungen einschließlich der Bestimmung der Tumormarker und Ultraschalluntersuchungen. Eine Darmspiegelung und eine Röntgenuntersuchung der Lunge sollten einmal jährlich erfolgen. Viele Ärzte empfehlen bei Enddarmpatienten eine einmalige computertomographische Untersuchung des kleinen Beckens ca. zwei bis drei Monate nach der Operation.

5. Wer sollte die Nachsorgeuntersuchungen durchführen?

Leider gibt es gar nicht so viele Ärzte, die sich in der Tumorproblematik auskennen und die die notwendigen Untersuchungsmethoden beherrschen. Wichtig ist, daß Sie Vertrauen zu dem nachsorgenden Arzt haben. Grundsätzlich können Sie natürlich jeden Arzt, auch Facharzt, Ihres Vertrauens aufsuchen! Dies gilt allerdings häufig nicht für die Behandlung bei Klinikärzten, da diese ja in erster Linie für die Krankenhausbehandlung zuständig sind und von den gesetzlichen Krankenkassen nicht für die ambulante Versorgung zugelassen sind. Privatpatienten haben in der Regel allerdings auch die Möglichkeit, diese Ärzte in den Akutkrankenhäusern oder Krebsnachsorgekliniken aufzusuchen.

6. *Welche Symptome weisen auf eine Wiedererkrankung hin und sollten Anlaß eines vorzeitigen Arztbesuchs sein?*

Ein Arztbesuch ist vor allem bei folgenden Anzeichen notwendig:

- Veränderte Stuhlgewohnheiten. Tritt plötzlich Durchfall oder Verstopfung auf oder wechseln sich beide ab, ist dies als eine Irritation des Darmes zu bewerten, die durch bösartiges Gewebe bedingt sein kann.
- Krampfartige Bauchschmerzen sind unter anderem für einen beginnenden Darmverschluß typisch, der auch durch Tumorwachstum bedingt sein kann.
- Blässe und Blutarmut (Anämie) können darauf hinweisen, daß der Darm längere Zeit unbemerkt leicht geblutet hat. Solche Sickerblutungen können von Polypen, aber auch von Tumorwachstum herrühren.
- Gewichtsverlust und Kräfteverfall deuten darauf hin, daß sich die Krebserkrankung bereits weiter ausgedehnt hat. Ein wachsender Tumor raubt dem Patienten Energie: Eine drastische Abmagerung kann die Folge sein.

7. *Ich erhielt von meinem Arzt einen Tumornachsorgepaß ausgehändigt. Welchem Zweck dienen diese Pässe?*

In diesem Paß sind wesentliche Daten Ihrer Erkrankung, Ihrer Erkrankungsgeschichte und die Untersuchungsergebnisse festgehalten. Einer der Hauptgründe für die Einführung derartiger Tumorpässe ist die Vorstellung gewesen, daß je früher eine Wiedererkrankung erkannt wird, desto größer die Behandlungschancen sind. Ein Vorteil ist, daß gleichzeitig mitbehandelnde Ärzte sich sehr

schnell über schon erfolgte Untersuchungen informieren können und daß hierdurch unnötige Mehrfachuntersuchungen unterbleiben.
Im allgemeinen stellt der Krankenhausarzt den Paß aus. Falls nicht geschehen, so bitten Sie Ihren Hausarzt darum. Er kann ihn gegebenenfalls bei seiner kassenärztlichen Vereinigung anfordern.
Für Sie ist dieser Paß eine Art Fahrplahn, der Sie an die Einhaltung der Nachsorgetermine erinnern soll. Sie sollten die in ihm festgelegten Termine sehr genau einhalten, um nicht Wesentliches zu versäumen.

8. Was versteht man unter Tumormarkern, und welche Tumormarker sollte ich in der Nachsorge kontrollieren lassen?

Unter Tumormarkern versteht man Substanzen, die von Krebszellen in die Blutbahn abgegeben und dort laborchemisch nachgewiesen werden können. Es gibt hunderte verschiedener Tumormarker, die bei der Suche nach Karzinomherden empfohlen werden. In der Darmkrebsnachsorge haben die meisten von ihnen jedoch nur einen beschränkten Wert. Die bekanntesten und bewährtesten Tumormarker in der Darmkrebsnachsorge sind das carzino-embryonale Antigen (CEA) und der monoklonale Antikörper Ca 19-9.
Es handelt sich um relativ unspezifische und wenig empfindliche Tumormarker. Unspezifisch heißt, daß diese Tumormarker auch bei gutartigen Erkrankungen und aus anderen Gründen erhöht sein können. Wenig empfindlich heißt, daß sie trotz Wiedererkrankung manchmal unauffällig und in der Blutbahn nicht nachweisbar sein können.
Tumormarker eignen sich sowohl zur Rezidivfrüherkennung als auch zur Verlaufsbeurteilung und Überprüfung des Therapieerfolges. Kommt es beispielsweise zu einer Erniedrigung der Tumormarker während einer Chemotherapie, so kann man von einem

Ansprechen des Tumors auf diese Therapie ausgehen. Die Therapie sollte dann fortgeführt werden! Reagieren die Tumormarker hingegen nicht, ja steigen sie sogar an, so erübrigt sich eine Weiterführung der Therapie. Möglicherweise muß eine andere Therapie gewählt werden.
Um »falsche« und für den Patienten höchst beunruhigende Werte zu vermeiden, darf immer nur ein bestimmtes Testverfahren angewandt werden. Achten Sie darauf, daß die Klinikärzte auch Name und Hersteller des jeweils verwendeten Nachweistests in den Nachsorgepässen vermerken. Je nach Hersteller können nämlich unterschiedliche Angaben von Grenzwerten bestehen!

9. *Die Darmspiegelung ist eine zeitaufwendige und auch belastende Prozedur. Reichen engmaschige Tumormarkerkontrollen nicht aus?*

Nein, auf keinen Fall! Die Tumormarker CEA und Ca 19-9 sind zwar empfindliche Rezidivindikatoren, ihre Empfindlichkeit darf aber nicht überschätzt werden.
Noch nicht einmal 5 % der im Darmrohr gelegenen Rezidive gehen mit einer verdächtigen CEA-Erhöhung einher, wohingegen bei weit mehr als 50 % der außerhalb des Darms gelegenen Rezidive die Tumormarker erhöht sind.
Mit der Darmspiegelung lassen sich beinahe 100 % aller im Darmrohr gelegenen Rezidive und neu aufgetretenen Tumoren feststellen. Erkrankungen außerhalb des Darms lassen sich durch die Spiegelung allerdings nicht feststellen. Hier sind die Tumormarker-Untersuchungen zuverlässiger.
Im übrigen ist die Darmspiegelung bei operierten Darmkarzinompatienten so gut wie gar nicht belastend. Da in der Regel ja beinahe die Hälfte des Darms wegfällt, sind ein problemloses Einführen und eine Durchspiegelung des Restdarms sehr einfach und schmerzlos.

10. *Die Nachsorgeuntersuchungen sind immer sehr lästig und nehmen viel Zeit in Anspruch. Meist sehe ich den Arzt auch nur sehr kurze Zeit und vergesse dann in der Hektik, die mich zu Hause immer bedrängenden Fragen zu stellen bzw. auf Fragen des Arztes erschöpfend zu antworten.*

Vielleicht helfen hier folgende Verhaltensvorschläge:

- Sie sollten sich für alle Fälle die Telefonnummer des behandelnden Arztes aufschreiben.
- Sie sollten sich grundsätzlich vor dem Arztbesuch erkundigen, wann er Sprechstunde hat und ob er nicht seine Tumorpatienten zu einem bestimmten Termin bestellt. Lassen Sie sich nach Möglichkeit einen festen Termin geben!
- Merken Sie sich Ihren nächsten Arzttermin! Halten Sie in Ihrem eigenen Interesse alle Nachsorgetermine gewissenhaft ein!
- Machen Sie sich ruhig vor dem Arztbesuch Notizen, damit Sie nichts vergessen! Oft fällt einem das Wichtigste ja erst dann ein, wenn man wieder zu Hause ist. Je präziser Sie dem Arzt Auskunft geben bzw. Ihre Beschwerden schildern können, desto mehr Zeit hat er für andere wesentliche Untersuchungen oder Gespräche mit Ihnen.
- Sagen Sie dem Arzt, ob Gewichtsveränderungen oder Schmerzen – auch rheumatischer Art – aufgetreten sind! Wenn Sie Schmerzen haben, so beschreiben Sie ihm die Lokalisation und die Art der Schmerzen (dumpf, scharf, kolikartig, ausstrahlend, bei Belastungen oder in Ruhe, tagsüber oder besonders nachts).
- Sagen Sie dem Arzt, ob Änderungen des Stuhlgangs eingetreten sind, wie z.B. Verstopfung oder Durchfall! Haben Sie gelegentlich Stuhldrang, ohne daß Stuhl kommt? Haben Sie Blut im Stuhl festgestellt? Sind bei Ihnen Schmerzen im Becken, vor allem im Steißbeinbereich, aufgetreten? Haben Sie Schmerzen oder Gefühlsstörungen in den Beinen? Haben Sie Schmerzen um den After herum?

- Welche Medikamente, Vitamintabletten oder ähnliches – auch Naturheilmittel und alternative (paramedizinische) Therapien – nehmen Sie ein bzw. wenden Sie an?
- Antworten Sie dem Arzt möglichst genau und ehrlich! Lügen können unter Umständen gefährlich sein!
- Verwendet der Arzt medizinische Fachausdrücke, die Sie nicht verstehen, so fragen Sie ihn ruhig nach deren Bedeutung! Auch dem Arzt ist sehr an Ihrem Verständnis und Ihrer Mitarbeit gelegen.
- Verlangen Sie vom Arzt nicht eine bestimmte Behandlungsmethode oder bestimmte Medikamente, aber sagen Sie ihm offen, wenn Sie schlechte Erfahrungen mit bestimmten Arzneimitteln oder Behandlungsmethoden gemacht haben!
- Achten Sie mit darauf, daß Medikamente und Hilfsmittel nicht auf ein und dasselbe Rezept geschrieben werden!
- Wenn alle Untersuchungen abgeschlossen sind, lassen Sie sich das Wichtigste erklären! Dies betrifft auch die Verordnung.
- Halten Sie die Verordnungen des Arztes bezüglich der Medikamente und empfohlenen Verhaltensweisen ein! Sonst kann er sich bei den folgenden Nachsorgeuntersuchungen kein Bild von dem Erfolg der Behandlung machen.

11. Bei mir sollen häufig Ultraschalluntersuchungen (Sonographien) durchgeführt werden. Wie funktioniert das? Wie ist die Aussagekraft derartiger Untersuchungen?

Bei der Sonographie wird mit Hilfe energiereicher Schallwellen die unterschiedliche Schallreflexion von Organgeweben für die Diagnosestellung ausgenutzt. Jedes Organ hat nämlich ein anderes Schallreflexmuster.
Es handelt sich um eine schmerzlose und komplikationslose Untersuchungsmethode, die außerordentlich aussagekräftig ist. Mit ihr

können die inneren Organe, wie Leber, Niere, Harnleiter und Lymphknoten, gut beurteilt werden. Bei gefüllter Blase gestattet diese Untersuchung gewisse Aussagen über die Prostatagröße; nach Entleerung der Blase ist eine relativ genaue Restharnbestimmung möglich.
Bei der Suche bzw. dem Ausschluß von Tumorabsiedlungen im kleinen Becken ist sie der Computertomographie allerdings unterlegen. Die Computertomographie und/oder die NMR werden bei Verdacht auf Lymphknotenbefall im kleinen Becken eingesetzt.

12. *Wie groß muß ein Tumor sein, damit er bei der Computertomographie oder bei der Ultraschalluntersuchung erkannt werden kann?*

Das hängt davon ab, wo sich das Rezidiv befindet. Dort, wo sich ehemals der Tumor befand, ist das Rezidiv oft im Narbengewebe eingebettet. Dann muß der Tumor schon etwa 2 cm groß sein, um bei der Computertomographie vom umliegenden Gewebe unterschieden werden zu können. In Leber, Lunge und Skelett, wo sich der Tumor in der Dichte vom umliegenden Gewebe unterscheidet, können Metastasen unter 1 cm Größe durchaus mit Ultraschall oder Computertomographie oder Röntgen erkannt werden.

13. *Empfehlen Sie eher den Test auf Blut im Stuhl (Haemoccult®-Test), die Röntgendarstellung oder die Spiegelung zum Ausschluß einer Wiedererkrankung im Darm?*

Nicht alle Tumoren bluten. Und selbst wenn Blut im Stuhl nachweisbar ist, muß dies nicht immer von einem Tumor stammen. Hämorrhoiden oder harmlose Verletzungen der Afterschleimhaut sind häufige Blutungsquellen. Da Nahrungsmittel tierischer Herkunft Hämoglobin enthalten, sollte der Patient vor der Untersuchung möglichst kein Fleisch gegessen haben. Auch Vitamin C behindert den Nachweis von Tumoren im Darm. Die Untersuchung auf Blut im Stuhl reicht auf keinen Fall aus! Sie sagt lediglich etwas darüber aus, ob Blutbeimengungen im Stuhl sind. Grundsätzlich ist die Untersuchung auf Blut im Stuhl (Haemoccult®-Test) jedoch zum Nachweis bösartiger Absiedlungen wesentlich unempfindlicher als die Röntgenuntersuchung und erst recht als die Darmspiegelung.

Die Spiegelung ist die sicherste Nachweismethode. Sie hat den großen Vorteil, daß man mit ihr sowohl Veränderungen an der Schleimhaut erkennen als auch gleichzeitig eine Gewebeentnahme aus diesen Veränderungen für die mikroskopische Untersuchung vornehmen kann. Die feingewebliche (histologische) Untersuchung ist die einzige Methode, mit der Darmkrebs sicher erkannt oder ausgeschlossen werden kann. Alle anderen Untersuchungen können nur Hinweise, aber keine Beweise bringen. Polypen (Abbildung 7.1) können während dieser Untersuchung völlig abgetragen werden.

Mit der Röntgenuntersuchung, besonders der Röntgenkontrastdarstellung, lassen sich nicht nur Wandunregelmäßigkeiten, Einengungen oder Aussparungen, sondern auch Auffälligkeiten außerhalb der Schleimhaut durch indirekte Zeichen feststellen. Der Verlauf und die Beweglichkeit des Dickdarms, gegebenenfalls auch des Dünndarms, lassen sich mit ihr besser beurteilen als mit der Spiegelung.

Zusammenfassend läßt sich sagen, daß alle drei Untersuchungen Vor- und Nachteile haben und daß keine dieser Untersuchungen eine 100%ige Sicherheit zur Erkennung bietet.

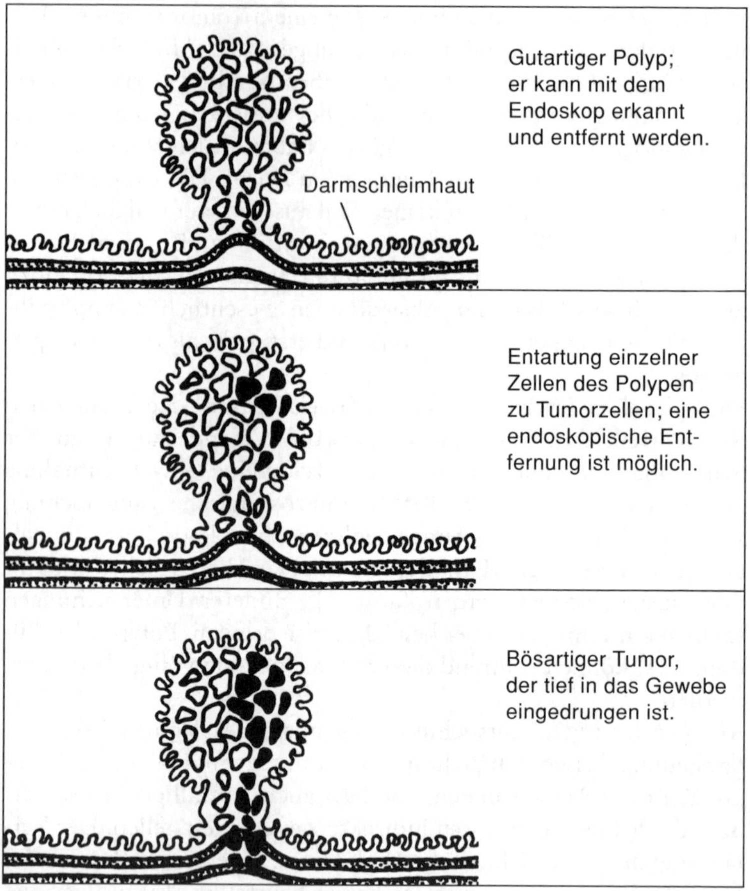

Abbildung 7.1: Stadien eines Polypen

14. Welche Untersuchung ist zum Ausschluß einer Wiedererkrankung aussagekräftiger: die Ultraschalluntersuchung, die Rektumsonographie, die Computertomographie oder die Nuclear Magnetic Resonance (NMR)?

Es handelt sich bei all diesen Maßnahmen um sehr aussagekräftige Untersuchungen, die sich in ihrer Aussagefähigkeit gegenseitig ergänzen und nicht etwa ersetzen können. Während mit der Ultraschalluntersuchung von der Bauchdecke her zwar sehr zuverlässig Änderungen an Niere, Leber und den oberen Harnwegen erkannt bzw. ausgeschlossen werden können, liegt der Vorteil der Endosonographie in der Beurteilung der in nächster Nähe des Darms gelegenen Lymphknoten.
Der große Vorteil der Computertomographie ist, daß auch entfernter gelegene Veränderungen gut beurteilt werden können. Sie ist die beste Untersuchungsmethode zum Nachweis von Lymphknotenmetastasen im kleinen Becken. Die NMR dient vorrangig zum Ausschluß von Metastasen in der Wirbelsäule und zur Abklärung verdächtiger Narbenbezirke. Häufig läßt sich nämlich nur schwer die Frage beantworten, ob bei der Mastdarmkrebsnachsorge sonographisch und computertomographisch auffällige Herde Narbengewebe oder Tumorabsiedlungen entsprechen. Hier kann die NMR möglicherweise weiterhelfen.

15. Was ist eine Darmspiegelung (Koloskopie, Sigmoidoskopie, Rektoskopie, Proktoskopie)?

Es handelt sich um Untersuchungsmethoden, mit denen der gesamte Dickdarm auf Veränderungen der Schleimhaut hin untersucht werden kann. Dies war jahrzehntelang nur mit Hilfe des Röntgens möglich, mit dem durch Kontrastmittelfüllung indirekt

Veränderungen am Darm festgestellt werden konnten. Ende der 60er Jahre wurden hochflexible, von außen steuerbare Fiberendoskope entwickelt. Bei ihnen wird über ein Glasfaserbündel Licht von außen in den Verdauungstrakt geleitet; über ein zweites Glasfaserbündel erhält der Untersucher dann ein farbiges Bild der gespiegelten Regionen.

16. *Wie erfolgt die Vorbereitung auf die Koloskopie? Wie geht die Koloskopie vor sich?*

Soll eine Darmspiegelung vorgenommen werden, so muß vorher ein Reinigungseinlauf erfolgen. Je sauberer der Darm ist, um so besser sind die Untersuchungsbedingungen und um so problemloser verläuft die Spiegelung. Dieses Ziel kann man mit verschiedenen Methoden erreichen. Reinigungsmaßnahmen können über den After (Reinigungseinlauf) oder durch Trinken von abführenden Flüssigkeiten (Darmspülung) sowie im Einzelfall durch eine Kombination dieser beiden Maßnahmen erfolgen.
In der Regel sind weder eine Narkose noch eine Beruhigungsspritze erforderlich.
Der Arzt tastet zuerst den letzten Teil des Enddarms mit den Fingern aus und schiebt dann das Instrument langsam durch den After vor, entlang den verschiedenen Darmabschnitten bis zur Übergangsstelle in den Dünndarm. Beim Zurückziehen betrachtet er dann alle Wandteile im Darm genau. Gegebenenfalls entnimmt er durch das Koloskop Gewebe aus gefährdeten Regionen oder von Polypen (Abbildung 7.1, S. 120). In manchen Polypen befinden sich Tumorzellen, die noch nicht in das Gewebe eingedrungen sind.
Die Entnahme einer Gewebeprobe führt, soweit nicht eine besondere Blutungsneigung besteht, lediglich zu einer geringen Blutung. Darmverletzungen sind extrem selten.

Um die Risiken möglichst gering zu halten, sollten Sie dem Arzt vorher sagen, ob eine vermehrte Blutungsneigung bei Ihnen besteht, ob Sie unter einer Allergie oder an einer chronischen Erkrankung (z.B. Herz-Kreislauf-Störungen, grünem Star, Epilepsie) leiden.
Wenn Sie vor der Darmspiegelung eine Beruhigungsspritze erhalten haben, dürfen Sie wegen des beeinträchtigten Reaktionsvermögens innerhalb der nächsten 24 Stunden kein Fahrzeug steuern und keine Maschinen bedienen. Bitte informieren Sie Ihren Arzt umgehend, wenn Sie nach der Untersuchung Bauchschmerzen verspüren sollten oder eine Blutung aus dem After feststellen!

17. In meiner Familie ist ein HNPCC-Syndrom (Lynch-Syndrom) sehr häufig. Welche Vorsorgeuntersuchungen empfehlen Sie mir, da ich auf Grund der genetischen Untersuchung als besonders tumorgefährdet gelte?

Notwendig ist ein intensives, lebenslanges Vorsorgeprogramm. Nicht nur für Darmtumoren, sondern auch für andere Geschwülste, so Gebärmutterkrebs, Dünndarmkrebs, Blasenkrebs, besteht ein erhöhtes Erkrankungsrisiko, und deshalb müssen Vorsorgeuntersuchungen erfolgen. Die Vorsorge, beginnend mit dem 25. Lebensjahr bzw. fünf Jahre vor dem frühesten Manifestationsalter in der Familie, sollte folgende Punkte umfassen:

- körperliche Untersuchung einmal jährlich,
- einmal jährliche Untersuchung auf Blut im Stuhl (Haemoccult®-Test),
- Ultraschall des Bauchraums einmal jährlich,
- hohe Darmspiegelung einmal jährlich,
- Untersuchung der Zellen im Urin einmal jährlich,
- dermatologische Vorsorgeuntersuchung einmal jährlich,

- gynäkologische Vorsorgeuntersuchung einschließlich einer (transvaginalen) Ultraschalluntersuchung durch die Scheide,
- eine jährlichen Magenspiegelung dann, wenn in der Familie gehäuft Magenkarzinome aufgetreten sind.

Manche Hinweise sprechen dafür, daß sowohl Aspirin® als auch schwer verdauliche Stärke einer Entstehung von Polypen entgegenwirken. Ganz sicher ist man sich hierbei jedoch nicht, weswegen diese und andere Fragen momentan Gegenstand großer Studien sind. Näheres ist über das Koordinationsbüro der HNPCC-Studiengruppe Deutschland zu erfahren (Adresse siehe Anhang).

18. In meiner Familie tritt gehäuft eine familiäre Adenomatosis coli (FAP) auf, und ich gelte als Risikoperson ersten Grades für die Erkrankung an einem Darmkrebs. Welche Vorsorgeuntersuchungen empfehlen Sie mir?

Durch molekulargenetische Untersuchungen kann man heute die besonders gefährdeten Mitglieder von Familien mit familiärer Adenomatosis coli relativ genau bestimmen. Für diese Untersuchungen, die in den meisten humangenetischen Beratungsinstituten durchgeführt werden können, braucht man nicht mehr als eine Blutprobe. Im allgemeinen entstehen den Betroffenen hierdurch keine Kosten.
Die Ursache für FAP liegt in einer Veränderung des Tumorsuppressorgens APC (Abkürzung für »adenomatous polyposis coli«).
Die Tumoren treten meist im Pubertätsalter auf. Zu Anfang sind es nur wenige gutartige Polypen, die nach einigen Jahren jedoch über den gesamten Darm verstreut sind. Bis zum 40. Lebensjahr entwickelt sich aus diesen Polypen und Adenomen sehr häufig ein

Darmkrebs, so daß die vollständige Entfernung des Dick- und Enddarms mit Anlage eines künstlichen Dünndarmausgangs oder eines ileoanalen Pouches notwendig wird.
Bei rechtzeitiger Diagnose und Behandlung kann die Entstehung eines Karzinoms wirksam verhindert werden. Alle Kinder eines FAP-Patienten haben ein Risiko von 50 %, ebenfalls an FAP zu erkranken. Diese Risikopatienten mit Prädisposition für die Entwicklung von Darmkrebs sollten daher vom 10. bis zum 39. Lebensjahr jährlich eine Darmspiegelung machen lassen, gegebenenfalls mit der Biopsie und feingeweblichen Untersuchung von Polypen. In den Altersgruppen 40 bis 59 Jahre können die Intervalle zwischen den endoskopischen Untersuchungen auf drei bis vier Jahre ausgedehnt werden.
Mindestens einmal jährlich muß eine gründliche Augenuntersuchung erfolgen, da es bei Menschen mit familiärer Adenomatosis coli häufig zu Augenhintergrundveränderungen kommt.
Näheres ist zu erfahren über die Selbsthilfegruppen für Patienten mit FAP (Adressen siehe Anhang) oder über die Humangenetischen Institute der Universitätskliniken.

8 *Wie sollte man sich als Darmkrebspatient ernähren?*

Fragen zu Zusammenhängen von Ernährung und Darmkrebs. Ernährungsempfehlungen bei und nach Darmkrebs

1. *Kann man ohne Dickdarm leben? Wozu dient der Dickdarm?*

Die lebensnotwendige Aufspaltung und Aufnahme der Nahrung findet ausschließlich im Dünndarm und nicht im Dickdarm statt. Auch wenn der gesamte Dickdarm entfernt wurde, kann man ohne lebensbedrohende Probleme – zumindest was die Ernährung anbetrifft – leben.

Der Dickdarm dient vorrangig zum Wasserentzug, also zur Eindickung des Stuhlgangs. Er heißt deswegen ja auch Dickdarm. Darüber hinaus findet eine bakterielle Zersetzung des Stuhls statt. Die hierbei wirksamen Bakterien werden in ihrer Gesamtheit Flora genannt. Sie können auch einzelne Vitamine bilden.

Im allgemeinen reicht ein Drittel des Dickdarm für diese Aufgabe aus.

2. *Ein Teil des Darms fehlt bei mir. Muß ich zum Ausgleich mehr essen?*

Nein, in keiner Weise. Die Nahrungsverwertung ändert sich zwar nach dem Verlust des Dünndarms, nicht jedoch nach Verlust des Dickdarms. Der entfernte Dickdarmabschnitt dient ja nur als Reservoir und Verschluß und nicht zur Nahrungsaufnahme.
Bei vollständigem Dickdarmverlust (Ileostomaträger) gilt diese Aussage nur begrenzt. Diese Patienten müssen je nach Ausmaß des Dünndarmverlusts Besonderheiten beachten und eventuell Vitamine oder Elektrolyte künstlich zuführen.

3. *Gibt es eine Krebsdiät, die vor einem Rückfall des Darmkrebses schützt? Weswegen werden Darmkrebspatienten vor Übergewicht gewarnt?*

Nein, eine solche Krebsdiät gibt es nicht! Es gibt jedoch allgemeine Ernährungsempfehlungen (Tabelle 8.1), die nach bisherigen Erkenntnissen vor Krebs schützen sollen.
Eine spezielle Diät bei Darmkrebs ist nicht notwendig. Dennoch sollten einige grobe Richtlinien beachtet werden, so z.B. die Warnung vor Übergewicht. Darmkrebspatienten neigen zu Übergewicht. Die Warnung gilt aus mehreren Gründen:

- Übergewicht ist nicht nur ein Risikofaktor für Herz-Kreislauf-Erkrankungen, für Beschwerden an der Wirbelsäule, der Hüft- und Kniegelenke, sondern gilt auch als Risikofaktor für Dickdarmkrebs. Diese Hypothese basiert auf Beobachtungen, nach denen Übergewichtige häufiger als Normalgewichtige Darmpolypen haben, die als Vorstufe des Darmkrebses gelten.
- Durch Übergewicht wird die Bauchmuskulatur stärker belastet, wodurch sich das Risiko für einen Bauchwandbruch (Hernie) und einen Platzbauch erhöht.

- Übergewichtigkeit fördert die Trägheit; körperliche Aktivität soll das Wiedererkrankungsrisiko vermindern.

Übergewicht erschwert die Strahlenplanung und die Verstoffwechselung von Zytostatika, weswegen Komplikationen häufiger sind.

Tabelle 8.1: Allgemeine Ernährungsempfehlungen nach Dickdarmoperation wegen Dickdarmkrebs

- Übergewicht vermeiden
- Reduktion des Fettkonsums auf unter 30 % der Kalorien. Fisch und Geflügel sind besser als rotes Fleisch.
- Erhöhung des Ballaststoffanteils auf 20–30 g/Tag
- Regelmäßiger Verzehr von Gemüse, Vollkornprodukten und Früchten
- Reduktion des Alkoholkonsums auf nicht mehr als 20 g/Tag

4. *Welche Ernährung empfehlen Sie Dickdarmkrebspatienten?*

Die Ernährung sollte kalorienarm, fettarm und ballaststoffreich sein. Durch eine fettarme und faserreiche Kost kann das Risiko für Darmpolypen und damit auch das Tumorrisiko erheblich gesenkt werden. Dem Risikofaktor Übergewicht sollte durch eine kalorienarme Ernährung Rechnung getragen werden.
Die Ernährung sollte arm an tierischen Fetten sein, weil gerade die tierischen Fette (Omega-6-Fettsäuren) als Risikofaktoren gelten. Fisch und Geflügel sind rotem Fleisch vorzuziehen. Epidemiologische Studien zeigten eine Verminderung des Tumorrisikos bei Verzehr von Geflügel, Olivenöl und Fisch wegen der in ihnen enthaltenen Omega-3-Fettsäuren.

Ballaststoffe sind günstig. Sie vermitteln ein frühes Sättigungsgefühl, beschleunigen die Darmpassage und verkürzen somit die Expositionszeit der Darmschleimhaut mit eventuell krebsfördernden Stoffen. Viel tierische Fette und wenig Ballaststoffe in der Ernährung gelten als größter Risikofaktor in der Nachsorge.
Empfehlenswert sind viel Frischgemüse und Obst. Der Verzehr von Lebensmitteln, die reich an Folat und komplexen Kohlenhydraten sind, geht mit einem verminderten Risiko für Adenome einher.
Sinnvoll ist eine kalziumhaltige Ernährung. Milchprodukte enthalten viel Kalzium und Vitamin D. Die in Joghurt, Kefir oder Dickmilch enthaltenen Milchsäurebakterien sind wirksam bei gestörter Darmflora und verbessern die Immunabwehr.
Starker Alkoholkonsum, besonders Bier, gilt als nachteilig. Gegen einen maßvollen Alkoholgenuß – Wein ist besser als Bier – ist nichts einzuwenden. Hochkonzentrierte Alkoholika sind allerdings strikt abzulehnen! Ausführlicheres zur Bedeutung von Vitaminen und den Mineralstoffen bei Krebs ist nachzulesen in dem Ratgeber »Delbrück: Ernährung für Krebserkrankte« (siehe Literatur).

5. Der gesamte Dickdarm und Teile des Dünndarms wurden entfernt. Ich soll besonders auf eine ausreichende Trinkmenge achten. Wie hoch sollte die tägliche Flüssigkeitszufuhr sein?

Wegen der fehlenden Eindickungsfunktion des Dickdarms ist bei diesen Patienten der Stuhl sehr viel flüssiger und häufiger. Hierdurch werden dem Organismus viel Flüssigkeit und Mineralien entzogen, zumal die Rückresorption von Wasser nur noch in begrenztem Ausmaß stattfindet. Als Folge hiervon kann es zu körperlichem und geistigem Leistungsabfall, zu Müdigkeit, ja sogar zu einem akuten Kreislaufkollaps kommen.

Die tägliche Flüssigkeitsaufnahme sollte so bemessen sein, daß das tägliche Urinvolumen nicht weniger als 1 Liter beträgt. Der Urin sollte hell sein. Dunkler Urin kann ein Hinweis auf eine unzureichende Flüssigkeitsaufnahme sein. Bei totalem Dickdarmverlust ist eine Flüssigkeitsaufnahme von ca. 3 Litern täglich empfehlenswert, wenn auch Teile des Dünndarms fehlen. Bei Colostomaträgern reichen 2 bis 2,5 Liter. Bei erhaltener Darmfunktion genügen ebenfalls 2 Liter. An besonders heißen Tagen oder bei Fieber muß man natürlich mehr trinken.

6. *Seit der Operation leide ich unter Verstopfung. Was kann ich dagegen tun?*

Wenn es erst nach der Operation zu einer Verstopfungsneigung gekommen ist, muß man an organische Ursachen denken. Sie sollten Ihrem Arzt von Ihren Beschwerden berichten. Bestand hingegen schon vor der Operation eine Verstopfungsneigung, so liegt eher eine funktionelle Ursache vor. Es kann dann abgewartet werden. Allgemeine Empfehlungen reichen aus (Tabelle 8.2).

Eine *organische Ursache* liegt dann vor, wenn der Darm durch eine Gewebewucherung, durch eine entzündliche Wandverdickung, durch eine enge Anastomose (Verbindung der aneinander genähten Darmabschnitte) oder durch einen Narbenzug verengt oder gar verschlossen ist.

Bei einer »organisch bedingten Verstopfung« wechseln manchmal Verstopfung und Durchfall miteinander ab (»paradoxe Verstopfung« oder »paradoxer Durchfall«).

In diesem Fall sollte nicht lange mit selbstgewählten Mitteln herumgedoktert oder eine Ernährungsumstellung angestrebt werden, sondern es muß unverzüglich der Arzt aufgesucht werden.

Tabelle 8.2: Nahrungsmittel, die abführend oder stopfend wirken können

abführende Wirkung	stopfende Wirkung
• Kaffee	• Käse
• Zucker	• gekochte Milch
• stark gesüßte Speisen	• Schokolade
• Bohnen, Spinat	• Rotwein
• Alkohol, besonders Bier	• Weißbrot (alt)
• Dörrpflaumen und anderes Trockenobst	• Kartoffeln
• Sauerkraut, Sauerkrautsaft	• trockener Käse
• Joghurt	• Kokosflocken
• rohes Obst	• Mais
• Kohl	• geschälter Reis
• Erbsen	• Sellerie
• Zwiebeln	• Rosinen
• rohes Gemüse	• Haferflocken
• Buttermilch, rohe Milch	• Teigwaren
• Mineralwasser	• Trockengebäck
• Süßmost	• gekochte Möhren
• Vollkornbrot	• Bananen
• Weizenschrot, Weizenkleie	• Kakao
• Leinsamenbrot, Vollkornbrot	• schwarzer Tee (lange gezogen)
• frisches Brot	• Nüsse
• Frischobst, Trauben	• Heidelbeeren/ Heidelbeersaft, besonders getrocknete Heidelbeeren
• Feigen	• geriebener Apfel
• ungeschälter Reis	
• grüner Salat	
• pikante Speisen	

7. Seit der Operation leide ich unter Durchfall. Was kann ich dagegen tun?

Lag der Tumor im aufsteigenden Dickdarmteil (rechte Körperseite), so wird bei der Operation häufig aus Sicherheitsgründen der Verschlußmuskel zum Dünndarm (Bauhinsche Klappe) und manchmal auch ein Stück Dünndarm mitentfernt. Als Folge hiervon kann es zu einem ungehemmten Abfluß des dünnflüssigen Darminhalts und der in ihm enthaltenen Gallensäuren in den Dickdarm kommen. Durchfall ist die Folge. In diesem Fall helfen Medikamente, die die Gallensäuren binden. Falls mehr als zwei Drittel des Dickdarms fehlen, so reicht häufig der restliche Darm nicht aus, um dem Speisebrei ausreichend Flüssigkeit zu entziehen. Der Stuhlgang ist dann zwangsläufig flüssig. Durch eine Nahrungsumstellung (Tabelle 8.2) kann jedoch eine Eindickung erreicht werden. Von der sonst bei anderen Patienten empfehlenswerten ballaststoffreichen Ernährung ist abzuraten. Häufig kommt es mit der Zeit zu einer Anpassung des verbliebenen Darms und somit zu einer Eindickung des Stuhls.
Gelegentlich kommt es nach einer Enddarmoperation zu Stuhldrang, ja manchmal sogar zu unwillkürlichem Stuhlabgang. Viele Patienten empfinden diesen Stuhldrang fälschlicherweise als Durchfall. Häufig kommt nur sehr wenig oder sogar gar kein Stuhl. Über derartige Beschwerden (»imperativer Stuhldrang«) klagen vor allem Patienten, bei denen der Tumor im unteren Drittel des Enddarms lokalisiert war, also im Mastdarm. Ursache ist, daß bei ihnen die »ampulla recti« entfernt wurde. Sie dient als Speicher. Der Stuhl wird in ihr gesammelt, um bei ausreichender Füllung den Stuhldrang auszulösen. Bei Verlust dieses Speichers kommt es zu ständig vorwärtsschiebenden Kontraktionen des Dickdarms. Fälschlich wird hierdurch das Gefühl des Stuhldrangs vermittelt, obwohl sich meist nur sehr kleine Mengen Stuhl im Enddarm befinden.
Diese sehr lästigen Beschwerden legen sich im allgemeinen einige Monate nach der Operation. Durch Beckenbodengymnastik kann

der Heilungsprozeß beschleunigt werden. Eine durchfallhemmende Diät ist nicht notwendig, ja sie kann sich sogar eher nachteilig auswirken. Der Stuhl sollte geschmeidig gehalten werden, was mit ballaststoffreicher Ernährung am besten gelingt (z.B. durch die tägliche Einnahme von Leinsamen zum Frühstück).
Einer speziellen Beratung bedürfen diejenigen Patienten, bei denen der künstliche Darmausgang zurückverlegt wurde und bei denen es zu Beginn zu erheblichen Anpassungsschwierigkeiten kommen kann.

8. Erhöht Verstopfung das Risiko einer Wiedererkrankung?

Umfangreiche Untersuchungen haben ergeben, daß zu Verstopfung neigende Menschen nicht häufiger an Krebs erkranken. Diese Beobachtungen überraschen eigentlich, denn theoretisch ist aufgrund der längeren Verweildauer des Speisebreis und der in ihm eventuell befindlichen Schadstoffe eine stärkere Einwirkung der krebsfördernden Substanzen auf die Darmschleimhaut naheliegend.

9. Ist eine spezielle Vitamineinnahme bzw. Mineralieneinnahme nach Dickdarmkrebs notwendig?

Nein, das ist nicht notwendig!
Früher hat man den antioxydativ wirkenden Vitaminen und Selen eine prophylaktische Wirkung zugesprochen, was jedoch nicht unumstritten ist! Umstritten ist auch die Rolle von Vitaminen, Kalzium und Selen in der Darmkrebsnachsorge. Schädlich sind Vit-

amine und Selen jedoch nicht, es sei denn, sie werden überdosiert. Von der Folinsäure wird ein schützender Effekt bei Zellatypien und Adenomen im Darm angenommen.
Nur dann, wenn eine Unter- oder Fehlernährung vorliegt, sollten Darmkrebspatienten Vitamine einnehmen.

10 . Wieviel Ballaststoffe sollte die Nahrung enthalten?

Die Ernährungsempfehlungen für die Bevölkerung der Bundesrepublik Deutschland liegen bei mindestens 25 bis 30 Gramm Ballaststoffen pro Tag. Hiervon sollen 50% aus Getreide stammen (z.B. Brot, Vollkornnudeln, ungeschälter Reis) und der Rest aus Gemüse und Obst (Tabelle 8.3).
Um diese Menge zu erreichen, muß der Schwerpunkt der Ernährung auf Pflanzenkost und auf Getreideerzeugnissen, wie Brot (Vollkornbrot, Vollwertbrot), Obst, Gemüse (Rohkost), Vollkornreis und Kartoffeln, und nicht auf Nahrungsmitteln tierischer Herkunft liegen.
Da der Stärkeanteil in den Ballaststoffen von großer Bedeutung für die Krebsprophylaxe ist, sind Kartoffeln, Bananen, Bohnen, Linsen und Erbsen insbesondere Krebsgefährdeten zu empfehlen.

11. Wie läßt sich der Ballaststoffanteil in der Ernährung erhöhen?

Am besten geschieht dies durch den vermehrten Verzehr von Quellstoffen, Getreideprodukten, Gemüse und Kartoffeln sowie frischem Obst (Tabelle 8.3). Durch Kochen wird der Ballaststoffgehalt vermindert.

Tabelle 8.3: Ballaststoffgehalt einiger Lebensmittelgruppen (modifiziert nach Wiskar 1987)

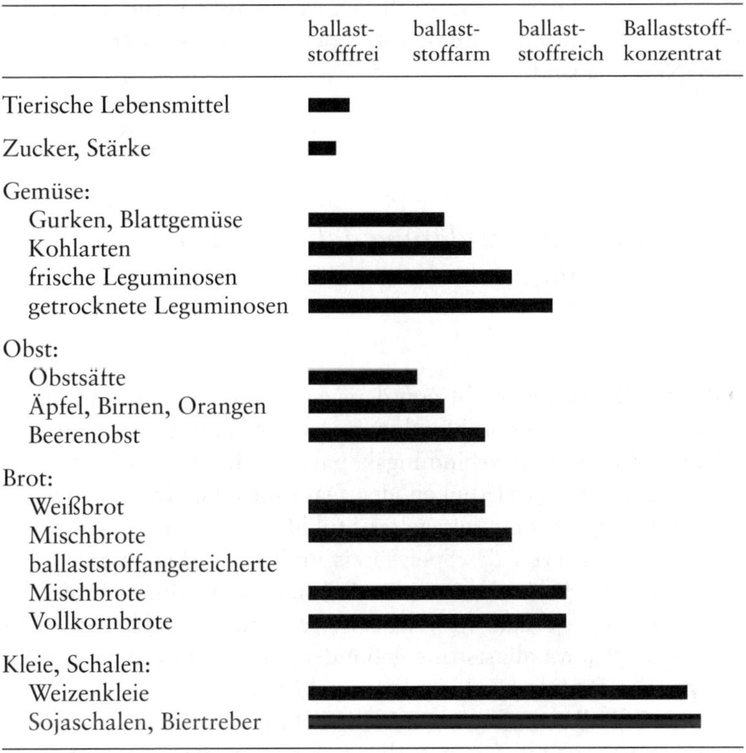

Im Handel sind Quellstoffe wie Leinsamen und Weizenkleie für wenig Geld erhältlich. Sie lassen sich gut in das morgendliche Müsli oder den Joghurt rühren.
Besonders viel Ballaststoffe enthalten Leinsamen, Sesam- und Sonnenblumenkerne. Sie sind allerdings relativ hoch mit Kadmium belastet. Gegen ihren Verzehr in kleinen Mengen, wie z.B. in Brot oder Brötchen, bestehen jedoch keine Bedenken. Vollkornbrot enthält besonders viel Ballaststoffe.

Brot aus fein ausgemahlenem Weizen-, Roggen- und Vollkornmehl wird häufig besser vertragen als grobgeschrotetes Vollkornbrot. Es enthält ebensoviele Ballaststoffe. Es ist ein weit verbreiterter Irrtum zu glauben, daß Ballaststoffe identisch mit schwer verdaulicher Nahrung sind.

12. *Gibt es eine Erklärung dafür, warum ballaststoffreiche Kost vor Darmkrebs schützt?*

Ballaststoffe werden nicht von den Verdauungsenzymen im Darm abgebaut, so daß der Stuhl voluminöser wird und sich das Stuhlgewicht durch die Wasserbindungskapazität erhöht. Hierdurch werden eine verstärkte Tätigkeit der Darmmuskulatur, eine bessere Durchblutung und ein geregelter Stuhldrang ausgelöst. Als Folge wird die Passagezeit des Speisebreis und des Stuhls beschleunigt, weswegen die krebserzeugenden Substanzen verdünnt und eher ausgeschieden werden. Möglicherweise werden manche krebsfördernde Stoffe an Ballaststoffe gebunden, und so wird die Kontaktzeit mit der Dickdarmschleimhaut verkürzt.
Bestimmte Ballaststoffe, wie z.B. die Pektine, werden bakteriell im Dickdarm abgebaut. Die natürliche Darmflora wird hierdurch gefördert. Kurzkettige Fettsäuren (Acetat, Valerat, Propionat, Butyrat) entstehen. Tierexperimentelle Untersuchungen weisen darauf hin, daß diese kurzkettigen Fettsäuren – und hier insbesondere das Butyrat – die Entstehung von Polypen, den Vorstufen von Dickdarmkrebs, verhindern. Sie üben eine protektive Wirkung im Hinblick auf die Krebsentstehung in der Schleimhaut aus.
Die bei der Verdauung von Ballaststoffen entstehenden sauren bakteriellen Spaltprodukte beschleunigen den Abbau von krebsfördernden Gallensäuren. Die Darmschleimhaut neigt bei ständigem Kontakt mit Gallensäuren zu Zellumwandlungen.

Ballaststoffe vermitteln ein frühzeitiges Sättigungsgefühl. Sie helfen somit, den Appetit zu kontrollieren und bewahren vor Übergewicht, einem Risikofaktor für Brustkrebs, Prostatakrebs, Gebärmutterkrebs und Dickdarmkrebs.
Gemüse und Obst sind reich an Ballaststoffen. Sie enthalten gleichzeitig auch andere Vitamine und Mineralien, die vor Krebs schützen.

13. Die Ärzte sagen, ich solle und könne mich »normal und gesund« ernähren. Was verstehen Sie unter normaler und gesunder Ernährung?

Eine normale und gesunde Ernährung ist leider nicht identisch mit dem derzeit in unserer Gesellschaft praktizierten Ernährungsverhalten. Die gesunde Kost stellt besonders in der »zivilisierten« Welt eher die Ausnahme als die Regel dar.
Üblich ist heute eine zu kalorienhaltige Nahrung mit einem zu hohen Eiweiß- und Fettgehalt. Sie ist arm an Ballaststoffen. Anstatt die Nahrung in mehreren kleinen Portionen über den Tag verteilt aufzunehmen, findet die Kalorienaufnahme vorwiegend während einer Hauptmahlzeit statt. Dies ist nicht gesund. Eine eiweiß- und fettreiche Ernährung ist nur nach starkem Gewichtsverlust, nicht jedoch bei Normalgewichtigen indiziert.
Nach der Vorstellung der Deutschen Gesellschaft für Ernährung sollte die Nährstoffrelation ca. 50–60 % Kohlenhydrate, 10–15 % Eiweiß und 25–30 % Fett betragen. Die Kohlenhydrate sollten vorwiegend über pflanzliche Nahrung, wie z.B. Obst und Getreide, aufgenommen werden, das gleichzeitig auch ballaststoffreich ist. Detailliertere Tabellen über die Zusammensetzung einzelner Nahrungsmittel erhalten Sie kostenlos in jedem Reformhaus oder in Ihrer Apotheke.
Beim Darmkrebspatienten ist die Empfehlung für eine normale Ernährung mit wenig Fett und viel Kohlenhydraten besonders ernst-

zunehmen. Viele Untersuchungen weisen darauf hin, daß der übertriebene Fett- und Fleischverzehr ein wesentlicher Grund für die heute häufigere Dickdarmkrebshäufigkeit in den westlichen Industrienationen ist.

14. *Ich ernähre mich seit der Krebserkrankung absolut fettfrei. Ich nehme ständig an Gewicht ab. Die Tumorerkrankung schreitet trotz dieser Diät ständig fort.*

Diese radikale Diät sollten Sie beenden! Eine fettreiche Ernährung mag zwar bei der Entstehung von Darmkrebs eine Rolle spielen und möglicherweise auch für die Entwicklung von Metastasen eine Bedeutung haben, sie hat jedoch keinen Einfluß bei manifestem Tumorwachstum.
Im Gegenteil, einige Ernährungswissenschaftler vertreten die Auffassung, daß sich Fettsäuren hemmend auf das Tumorwachstum auswirken und daß man sich als Darmkrebserkrankter daher fetthaltiger als Gesunde ernähren soll. Fette sind wichtige Kalorienspender und wirken gewichtssteigernd, was im fortgeschrittenen Krankheitsstadium notwendig ist.
Bei manifestem Tumorleiden sollte man also das Gewicht zu halten versuchen und nicht abnehmen! Auch gilt bei manifester Tumoraktivität nicht die Regel, sich fettfrei zu ernähren!

15. *Welche Bedeutung hat eine Vitamin-C-reiche Nahrung für Krebspatienten?*

Die optimistischen Behauptungen, die einen krebshemmenden und lebensverlängernden Effekt von hohen Vitamin-C-Dosen (täglich 10 Gramm und mehr) beschrieben, konnten in mehreren klinischen Studien nicht bestätigt werden. Es besteht jedoch kein Zweifel daran, daß dem Vitamin ein positiver Einfluß auf die Immunabwehr und beim Abbau giftiger und krebsfördernder Substanzen, wie z.B. der Nitrosamine, im Körper zukommt. Bei besonderen Herausforderungen an das Immunsystem – und dazu gehören z.B. Grippewellen oder körperliche sowie geistige Streßsituationen – empfehlen viele Ärzte präventiv eine höhere Vitamin C-Einnahme. Besonders Vitamin-C-haltig sind Zitrusfrüchte, Kiwi, Paprika, schwarze Johannisbeeren, Hagebutten und Kartoffeln. Streß, Rauchen und chronischer Alkoholkonsum bedingen einen besonders hohen Vitamin-C-Bedarf (Tabelle 8.4).

Tabelle 8.4: Vitamin-C-Bedarf pro Tag

Vitamin C	
75 mg Vitamin C sollte ein Erwachsener am Tag zu sich nehmen. Diese Tagesmenge ist annähernd enthalten in:	
	½ Blumenkohl oder ½ Paprika
oder	½ Chinakohl oder 1 großen Kohlrabi
oder	2½ Kopf Endiviensalat oder 1 Portion Weißkohl
oder	400 g Kartoffeln oder 300 g Sauerkraut
oder	80 g Rosenkohl oder 5 Tomaten
oder	50 g schwarzen Johannisbeeren oder ¼ Pfund Erdbeeren
oder	1 kleinen Grapefruit oder 1 Apfelsine
oder	½ Pfund Himbeeren oder 5 Mandarinen

16. Welche Bedeutung kommt dem Vitamin E zu?

Vitamin E (Tocopherol) erhält und schützt ebenso wie Vitamin C Zellfunktionen; es dient der Stabilisierung der Zellmembran und wirkt Vergiftungserscheinungen in und an der Zelle entgegen. Vitamin E ist hauptsächlich in Vollkornprodukten, Weizenkeimen,

Sojabohnen, pflanzlichen Streichfetten und Ölen sowie in Eiern enthalten. Nach heutiger Lehrmeinung sind für die Rezidivprävention zusätzliche Vitamin-E-Gaben bei sich normal ernährenden Personen nicht erforderlich.

17. Welche Bedeutung kommt dem Vitamin D zu?

Mehrere Untersuchungen sprechen für einen Einfluß von Vitamin D auf das Dickdarmkrebsrisiko (nicht Enddarmkrebsrisiko). Hierfür spricht auch die Beobachtung, daß der Dickdarmkrebs in Ländern mit geringerer Sonneneinwirkung – wo naturgemäß weniger Vitamin D durch die Haut aufgenommen wird – häufiger ist als in den mediterranen Ländern. Als weiteres Argument für einen möglichen Einfluß wird angeführt, daß der Dickdarmkrebs bei Bevölkerungsgruppen mit höherem Milchkonsum weniger häufig vorkommt als bei Menschen, die wenig Milch konsumieren.
Besonders reich an Vitamin D sind Milch, rotes Fleisch, Eier, Öl oder Fisch (Tabelle 8.5). Gesunden Menschen wird eine tägliche Menge von 200 bis 400 internationalen Einheiten Vitamin D empfohlen. Mit einem Glas Milch täglich führt man schon die Hälfte der notwendigen Vitamin-D-Menge zu. Bei magenoperierten Patienten reicht diese Menge nicht. Sie sollten zumindest in den Wintermonaten jeden Tag künstlich Vitamin D aufnehmen (Vigantoletten®).

Tabelle 8.5: Vitamin-D-Bedarf pro Tag

Vitamin D
Es werden täglich 200 bis 400 mg Internationale Einheiten empfohlen. Mit ein bis zwei Gläsern Milch täglich führt man schon die Hälfte hiervon zu. Besonders reich an Vitamin D sind Milch, rotes Fleisch, Eier, öliger Fisch (Heilbutt, Thunfisch, Sardine, Hering, Aal, Lachs).

9 *Welche Behandlungsmöglichkeiten bestehen bei Fortschreiten oder Wiederauftreten der Erkrankung? Was tun bei Schmerzen?*

Fragen zu den verschiedenen Behandlungsmöglichkeiten, zur Schmerztherapie und zu anderen unterstützenden Maßnahmen

1. *Welche Behandlungsmöglichkeiten gibt es, wenn bei einer Nachsorgeuntersuchung bösartiges Gewebe festgestellt wird?*

Dies Frage läßt sich pauschal nicht beantworten, da die Behandlung je nach Lokalisation, Ausdehnung des Rezidivs, aber auch Chemo- und Strahlentherapieempfindlichkeit sowie Beschwerden und Allgemeinzustand des Betroffenen völlig unterschiedlich sein kann.
Bei einigen Patienten kommt eine erneute Operation in Frage, bei anderen eine Strahlentherapie, bei wieder anderen eine medikamentöse oder eine immunologische Therapie.
Manchmal kann man sogar ganz auf eine Behandlung verzichten, nämlich dann, wenn der Tumor sehr langsam wächst und keine Beschwerden bereitet und die Nachteile einer eventuellen Behandlung größer als die Vorteile sind.

2. *Mein Onkel ist an einem Enddarmkrebs verstorben. Schon bald nach der Operation bekam er einen Rückfall (Rezidiv) und hatte danach monatelang furchtbare Schmerzen. Er mußte sich bis zu seinem Tode sehr quälen. Gibt es heute bessere Therapien gegen das Rezidiv? Werde ich später auch solche Schmerzen haben?*

Gerade in der Therapie des fortgeschrittenen Darmkrebses sind in den letzten Jahren große Fortschritte erzielt worden. Dies betrifft auch in besonderem Maße die Schmerzbehandlung. Es gibt heute so gute und so nebenwirkungsarme Schmerztherapien und Schmerzmittel, daß quälende Beschwerden in der letzten Lebensphase wirklich die Ausnahme darstellen.

3. *Ich habe zwar Schmerzen, möchte jedoch ungern zu Schmerzmitteln greifen. Wer weiß, ob ich nicht später stärkere Schmerzen habe und Schmerzmittel brauche, die dann jedoch wegen langdauernder Anwendung nicht mehr wirken könnten.*

Ihre Vorstellungen und Ängste vor einer eventuellen Gewöhnung waren noch vor einigen Jahren richtig; sie gelten heute jedoch als überholt.
Neben Physiotherapie, Entspannungsübungen und psychischen Beeinflussungsmöglichkeiten verfügen wir heute über eine Reihe völlig unterschiedlich wirkender schmerzstillender Medikamente, die wesentlich nebenwirkungsärmer als früher sind. Auch wird die Gefahr einer Schmerzmittelgewöhnung bei Krebspatienten heute wesentlich geringer eingeschätzt als früher.

Heute weiß man, je früher mit der Behandlung von Tumorschmerzen begonnen wird, desto niedrigere Schmerzmitteldosierungen sind notwendig. Seien Sie also kein »Held«! Tumorschmerzen machen Sie nicht härter, sondern zermürben Sie auf die Dauer. Es macht nicht nur keinen Sinn, die Schmerzen aushalten zu wollen, sondern es erhöht auch das Risiko, daß Sie schließlich stärkere Schmerzmittel brauchen werden.

Die Entscheidung, welches Schmerzmittel das für Sie beste ist, sollten Sie nur dem erfahrenen Arzt überlassen. Ansonsten kann es passieren, daß »mit Kanonen auf Spatzen geschossen wird« oder daß Sie auch weiterhin Schmerzen haben. Gerade die beim Darmkrebs auftretenden Schmerzen sprechen auf einige Substanzen und Kombinationen besser und auf andere schlechter an.

4. *Was kann ich selbst zur Schmerzlinderung beitragen?*

Ärger, Frustationen und Streß schlagen nicht nur auf den Magen, sondern erhöhen auch die Schmerzanfälligkeit. Daher sollten generell ausgeprägte Streßsituationen und längere Phasen starker seelischer Beanspruchung gemieden werden. Während einer erhöhten Belastungsphase sollten Erholungspausen eingelegt werden.

Die Schmerzempfindung und -verarbeitung werden durch Ängste, Depressionen, Isolierung und Verkrampfung negativ beeinflußt. Gehen Sie aktiv hiergegen an! Das Führen eines Schmerztagebuchs (Abbildung 9.1, S. 144) hilft, Schmerzveränderungen im Tagesverlauf bewußter zu erfassen, schmerzrelevante Einflußfaktoren zu erkennen und eventuell zu vermindern. Durch Entspannungstechniken, durch positives Denken und Optimismus können Sie diese Einflußfaktoren zumindest mildern (Abbildung 9.2, S. 145).

Entscheidend ist das Vertrauen zu Ihrem Arzt, das jedoch eigenes Mitwirken und Mitdenken nicht ersetzen kann. Nur wer weiß, welche Einflüsse seine Schmerzen verstärken oder lindern können,

Schmerztagebuch

Name: ______________________ Datum: ______________

Uhrzeit	Schmerzstärke	Zusatz-Medikation/ Behandlung	Bemerkungen/ Beobachtungen/Schlaf
6^{00}			
7^{00}	0		Gut geschlafen
8^{00}	6		Beim Aufstehen
9^{00}			plötzlich Schmerzen
10^{00}	0		In Ruhe
11^{00}			
12^{00}	2	1 Kps. Combaren	Nach Spaziergang
13^{00}			
14^{00}			
15^{00}	0		Mittagsschlaf
16^{00}			
17^{00}	2	1 Kps. Combaren	Beim Gehen
18^{00}			
19^{00}			
20^{00}			
21^{00}			
22^{00}			
23^{00}	0	1 Kps. Combaren	Zu Bett gegangen
24^{00}			
1^{00}			
2^{00}			
3^{00}			
4^{00}			
5^{00}			

0 1 2 3 4 5 6 7 8 9 10

Keine Schmerzen — stärkste vorstellbare Schmerzen

Abbildung 9.1: Schmerztagebuch mit Schmerzintensitätsskala von 0–10; 0 = keine Schmerzen; 10 = stärkste vorstellbare Schmerzen

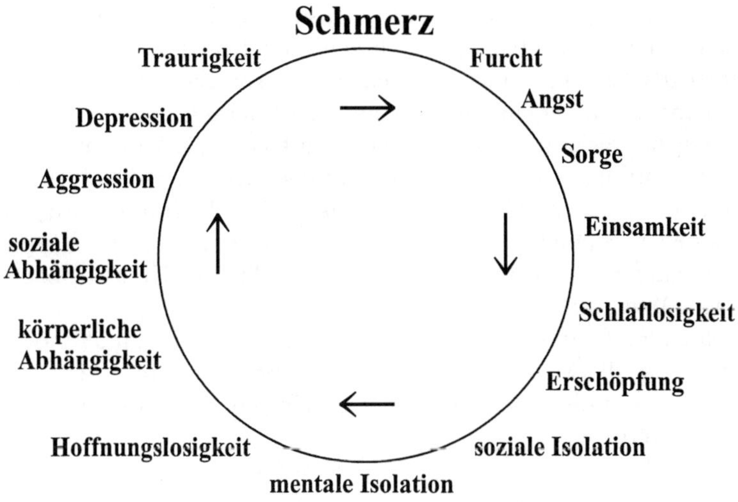

Abbildung 9.2: Nicht tumorbedingte Einflußfaktoren der Schmerzschwelle

wer über die Wirkungsweise und eventuell auch unerwünschte Begleiterscheinungen informiert ist, kann sich dieser Kenntnisse bewußt bedienen, um die Schmerzbelastung zu vermindern.

5. Es dauert immer einige Zeit, bis die Schmerzmedikamente wirken. Was kann ich bis dahin zur Linderung der Schmerzen tun?

Der Wirkungseintritt der verschiedenen Schmerzmedikamente ist unterschiedlich. Es gibt einige Schmerzmittel, die schon kurz nach Einnahme des Schmerzmittels wirken, andere hingegen erst nach einer halben Stunde.

Häufig helfen Ablenkungsstrategien, so z.B. Musik hören, fernsehen, Bilder betrachten und beschreiben, ein Buch lesen, ein Puzzlespiel machen, mit einer anderen Person sprechen. Bei manchen Patienten bewirkt ein Hautmassage Erleichterung.
Versuchen Sie es mit einer Entspannungstechnik, z.B. mit der Muskelrelaxation, dem autogenen Training, dem bewußten Atmen oder einer der Visualisierungstechniken. Tips hierfür, ebenso wie speziellere Empfehlungen für die Schmerzbehandlung bei Krebspatienten, finden Sie in dem Ratgeber »Delbrück: Krebsschmerz« (siehe Literatur).
Sollten häufiger derartige Schmerzepisoden auftreten, muß möglicherweise die Medikation geändert werden und »präventiv« entweder eine andere Dosierung oder gar ein anderes Medikament gewählt werden.

6. *Kann ich nach Schmerzmitteln süchtig werden?*

Theoretisch ja, insbesondere nach morphinhaltigen Medikamenten. Das Risiko ist abhängig von der Art des Medikaments, der Dosis und der Dauer der Einnahme.
Wegen der Suchtgefahr fallen einige zentrale Schmerzmittel unter das Betäubungsmittelgesetz. In der Praxis kommt es bei Tumorpatienten jedoch selbst nach Einnahme dieser »Betäubungsmittel« so gut wie nicht zu Suchtproblemen, wenn folgende Bedingungen eingehalten werden:

- Die Medikamente werden nur wegen ihrer schmerzstillenden Wirkung eingenommen.
- Die Medikamente werden in regelmäßigen Zeitabständen verabreicht.
- Die Medikamente werden nur in Form von Tabletten, Schmerzpflastern, Lösungen oder Zäpfchen und nicht in Form von Spritzen verabreicht.

- Die notwendige Schmerzmitteldosierung wird individuell bestimmt, die Dosisanpassung erfolgt kontrolliert und in kleinen Schritten.

Die zumeist unberechtigte Angst vor einer Sucht ist mit einer der Gründe dafür, daß viele Patienten keine ausreichende Schmerzmedikation erhalten und so in ihrer Lebensqualität eingeschränkt werden.

7. *Ich soll möglichst regelmäßig morphinhaltige Schmerzmittel bekommen. Innerlich wehre ich mich sehr gegen dieses »Suchtmittel«, das man doch eigentlich erst ganz zum Schluß einsetzen sollte, wenn die Schmerzen unerträglich werden.*

Sie haben unrecht. Es gibt Morphintabletten mit einer Langzeitwirkung, die wegen ihrer guten Wirkung bei geringen Nebenwirkungen schon sehr frühzeitig eingesetzt werden sollten. Obwohl grundsätzlich eine Sucht möglich ist – diese Tabletten fallen daher auch unter das Betäubungsmittelgesetz –, ist mir bislang bei keinem Krebspatienten eine Suchtentwicklung bekannt geworden. Voraussetzung ist, daß die morphinhaltigen Medikamente in regelmäßigen Abständen und in Form von Tabletten eingenommen werden. Die Einnahme »nach Bedarf« ist auf Dauer mit höheren Dosen und einer größeren Suchtgefahr verbunden.

8. *Welche Nebenwirkungen haben morphinhaltige Schmerzmedikamente (z.B. in Form von Tabletten, Pflastern oder Spritzen)?*

Die wesentlichste Nebenwirkung ist die Verstopfung, weswegen Sie gleichzeitig mit den Morphintabletten stuhlgangfördernde Mittel einnehmen sollten (z. B. Milchzucker bzw. Laktulose). Gelegentlich kommt es – insbesondere in den ersten Tagen – zu Abgeschlagenheit und Müdigkeit. Diese legt sich aber häufig. Auch eine Euphorie ist möglich. Einige Patienten können die Morphintabletten wegen Gallenbeschwerden nicht vertragen. Über Übelkeit bzw. Erbrechen klagen besonders Empfindliche. Bei Patienten mit eingeschränkter Lungenfunktion kann es zu Hustendämpfung und Atemdepression kommen.

9. *Ist eine Heilung noch möglich, wenn bei der Kontrolluntersuchung ein bösartiger Befund festgestellt wird?*

Gerade an der ehemaligen Nahtstelle, an der die beiden Darmenden wieder zusammengenäht wurden (Anastomose), können Rezidive auftreten. Diese Rezidive nennt man Anastomosenrezidive. Sie sind häufig auf diese Region begrenzt (lokal) und können daher durch eine alleinige Operation völlig und endgültig beseitigt werden. Eine Heilung ist hier in über 90 % der Fälle möglich. Da diese Rezidive nur bei der Spiegelung festgestellt werden können und häufig nicht mit Beschwerden einhergehen, sind routinemäßige Darmspiegelungen in der Darmkrebsnachsorge notwendig.
Leider hat sich der Tumor häufig allerdings schon außerhalb des Darms ausgebreitet, so daß es möglicherweise mit einer alleinigen Operation nicht getan ist.

Zumeist wird man daher Therapien bevorzugen, die in erster Linie das Wachstum des Tumors stoppen oder zumindest verlangsamen. Dies können Chemo- oder Strahlentherapien sein.
Auf eine völlige Beseitigung der Metastasen verzichtet man manchmal dann, wenn dies nur auf Kosten beträchtlicher Nebenwirkungen möglich ist. Man begnügt sich mit einer Stabilisierung. Dank der heutigen Therapien läßt sich das Wachstum eines Darmkrebses häufig noch für viele Jahre bremsen.

10. Bei der Darmspiegelung wurde bei mir ein gutartiger Polyp festgestellt. Obwohl gutartig, empfiehlt mir der Arzt eine Entfernung dieses Polypen.

Das ist eine sehr richtige Empfehlung, denn gutartige Polypen (Adenome) können bösartig entarten. Sie gelten als Krebsvorstufen (Abbildung 7.1, S. 120).
In der Regel handelt es sich bei der Polypenentfernung nicht um eine aufwendige Operation. Sie läßt sich ambulant auf endoskopischem Wege (im Rahmen einer Darmspiegelung) vornehmen.

11. Kann statt einer Operation auch eine Strahlentherapie oder Chemotherapie gegen das Rezidiv durchgeführt werden?

Die Strahlentherapie hat eine hemmende Wirkung auf das Tumor- bzw. Rezidivwachstum. Sie ist bei einigen Rezidiven hochwirksam und der Operation vorzuziehen. Dies trifft z.B. auf Rezidive im kleinen Becken zu, die bei einer Operation schlecht erreicht wer-

den können. Bei anderen Rezidivlokalisationen, z.B. in der Lunge oder in der Leber, setzt man hingegen die Strahlentherapie sehr ungern ein. Ist das Rezidiv im Darm selbst lokalisiert, so sind eine Strahlentherapie oder Chemotherapie der Operation oder der Laserung weit unterlegen.
Für den Einsatz einer Chemotherapie kann es zwei Gründe geben. Zum einen gibt man chemische Substanzen dann, wenn die Möglichkeit der Operation bzw. der Strahlentherapie nicht mehr genutzt werden kann. Zum anderen wird eine Chemotherapie prophylaktisch verabreicht, wenn zu befürchten ist, daß bösartige Zellen während der Operation in die Blutbahn abgeschwemmt werden und sich Mikrometastasen im Organismus gebildet haben könnten (adjuvante Chemotherapie).

12. Muß ich bei einer Chemotherapie wieder ins Krankenhaus?

Nein, das ist bei den meisten Therapien für Darmkarzinompatienten nicht nötig. Ein Großteil dieser Chemotherapien kann heute ambulant durchgeführt werden.

13. Welche Behandlungsmöglichkeiten gibt es bei einer Lebermetastasierung? Muß ich erneut operiert werden?

Wenn die Tumorherde auf die Leber beschränkt sind und sich keinerlei weitere Herde im Organismus feststellen lassen, so ist eine operative Entfernung die beste Form der Behandlung. Manche injizieren eine alkoholartige Flüssigkeit in den Leberherd und brin-

gen so die Tumorzellen zum Absterben. Manchmal kombiniert man die Operation mit einer zytostatischen Behandlung, die entweder vor oder nach der Operation systemisch verabreicht wird oder ausschließlich auf die Leber beschränkt ist (Leberperfusion). Dabei wird erst ein kleiner Schlauch (Katheter) in eine Leberarterie vorgeschoben, und anschließend wird das Medikament dort verabreicht, wo es wirken soll.
Eine weitere Möglichkeit der regionalen Chemotherapie ist die der Chemoembolisation. Dabei werden mit Medikamenten besetzte Teilchen über die Blutgefäße an die Metastasen in der Leber herangebracht. Diese Teilchen lösen sich binnen weniger Tage auf und geben das Medikament frei.
In der Vergangenheit hat man gelegentlich eine Lebertransplantation vorgenommen. Technisch bereiten Lebertransplantationen heute keine großen Schwierigkeiten. Abgesehen von einem chronischen Spendermangel hatte man nach den wenigen vorgenommenen Transplantationen jedoch den Eindruck einer verstärkten und frühzeitigeren Krankheitsausbreitung in andere Organe.
Ständig werden neue Zytostatika und immunologisch wirkende Substanzen gegen Metastasen entwickelt. Es gibt viele Substanzen, die sich in Zellkulturen und/oder in Tierversuchen schon als sehr erfolgversprechend erwiesen haben. Die ersten veröffentlichten Testergebnisse beim Menschen klingen sehr verheißungsvoll.

14. *Falls es zu einer Wiedererkrankung kommt, wo manifestiert sich diese? Welche Organe werden bevorzugt von Metastasen befallen?*

Beim Dickdarmkarzinom erfolgt die Ausbreitung bevorzugt über den Blutweg (hämatogen). Am gefährdetsten sind die Leber (75 %), die Lunge (15 %) und das Skelett (5 %). Erfolgt die Ausbreitung über die Lymphwege, so sind die Lymphknoten im Bauchraum und ebenfalls die Leber besonders gefährdet.

Beim tiefen Enddarmkrebs erfolgt die Ausbreitung bevorzugt auf dem Lymphwege, weswegen die Lymphknoten im kleinen Becken bzw. die in direkter Nähe der Wirbelsäule gelegenen Lymphknoten primär gefährdet sind. Eine Ausbreitung auf dem Blutwege mit Befall der Leber, der Lunge, des Skeletts und anderer Organe ist jedoch auch möglich.

15. *Ein Bekannter hat mir erzählt, daß bei ihm trotz Lebermetastasen keine Behandlung notwendig sei. Wie ist das möglich?*

Manche Tumoren und Metastasen wachsen tatsächlich so langsam, daß die Nachteile einer Behandlung gegenüber den Vorteilen überwiegen. Besonders langsam wachsen diejenigen Karzinome, deren Gewebe eine gute Ausreifung (Grading) aufweist. Bei ihnen begnügt man sich häufig mit einer ausschließlichen Überwachung, um erst bei Fortschreiten der Erkrankung bzw. bei Beschwerden therapeutisch einzugreifen. Voraussetzung ist allerdings, daß das Größenwachstum dieser Tumoren regelmäßig und engmaschig mit Ultraschall, Röntgen und Tumormarkeruntersuchungen überwacht wird.

Auf keinen Fall ist die Aussage richtig, daß man bei einer Lebermetastasierung grundsätzlich auf eine Therapie verzichten könne. Die Entscheidung, ob bzw. ab wann eine Therapie durchgeführt werden muß, kann nur ein erfahrener Onkologe treffen.

16. *Welche Behandlungsmöglichkeiten gibt es bei einem Befall der Lunge?*

Je nach Lokalisation und Ausdehnung wird man eine operative Entfernung, eine medikamentöse Behandlung oder lediglich eine Überwachung empfehlen. Sind die Metastasen auf die Lunge beschränkt, so lassen sie sich operativ leicht entfernen. Technisch stellt dies heute keine Schwierigkeit mehr dar. Leider sind jedoch meist gleichzeitig auch andere Organe betroffen. Dann verzichtet man häufig auf eine Operation und leitet statt dessen eine medikamentöse Behandlung ein.

17. *Bei mir ist es zu einem Rezidiv im kleinen Becken gekommen. Der Tumor sitzt direkt vor der Wirbelsäule und drückt auf die Nerven. Ich habe sehr starke Schmerzen, die teilweise in die Beine ausstrahlen.*

Sie schildern eine Schmerzsymptomatik, die typisch für Rezidive von Enddarmkrebs im kleinen Becken ist. Diese befallen häufig die direkt vor der Wirbelsäule gelegenen Lymphknoten. Dadurch werden die dort verlaufenden großen Beinnerven gereizt. Als Folge hiervon kommt es zu den in die Beine ausstrahlenden Schmerzen.
Durch eine gezielte Bestrahlung dieser Region im kleinen Becken läßt sich das Tumorwachstum verlangsamen und für lange Zeit eine weitgehende Schmerzfreiheit erzielen. Durch die alleinige Gabe von Schmerzmitteln wird der Schmerz zwar gelindert, der Tumor wächst jedoch weiter, und die Schmerzen werden mit der Zeit wieder stärker.

18. Die Ärzte sagten, daß weder eine Operation noch eine Strahlen- oder Chemotherapie gegen die Metastasierung helfen könnte. Von Bekannten hörte ich von den Vorteilen einer Hyperthermie (Überwärmungstherapie).

Die Hyperthermie – die nicht mit der Fiebertherapie gleichgesetzt werden darf – hat sicherlich Wirkungen auf das Tumorwachstum. Sie gilt heute als eine zusätzliche Therapiemethode, die sich zumindest in Form von klinischen Studien zu etablieren beginnt. Ihr Stellenwert innerhalb des Therapiespektrums bösartiger Tumoren muß aber in weiteren Studien noch festgelegt werden. Zur Zeit weiß man nur, daß durch Überwärmung tatsächlich Tumorzellen abgetötet werden können bzw. ein Tumor kleiner werden kann.
Unterschieden wird zwischen der von außen erzeugten Überwärmung und der Fiebertherapie. Bei der Fiebertherapie wird der Körper durch Fieber erzeugende Stoffe dazu gebracht, die Temperatur selbst zu erhöhen. Der Wert dieser Fiebertherapie ist sehr umstritten. Lediglich die regional eingesetzte Erwärmung von außen – allein oder in Kombination mit Chemo- oder Strahlentherapie – wird derzeitig positiv beurteilt.
In der Bundesrepublik Deutschland gibt es Hyperthermiezentren in München, Essen, Berlin, Düsseldorf und Tübingen. Außerhalb solcher Zentren sollte man vorläufig diese sich noch im Versuchsstadium befindliche Therapie nicht einsetzen.

19. Empfehlen Sie eine Frischzellenbehandlung gegen Lebermetastasen?

Nein. Tödliche Zwischenfälle sind nach Injektionen von Frischzellen beschrieben worden. Es ist bislang nach einer derartigen Therapie weder eine Wirkung gegen Krebs noch eine prophylaktische

Wirkung zur Verhinderung einer Wiedererkrankung wissenschaftlich belegt worden. Bevor Sie zu solchen alternativen Heilmethoden greifen, sollten Sie die klassischen Möglichkeiten der Lebermetastasentherapie, wie Operation, Zytostatika- oder Leberperfusion, nutzen.

20. *Meine Krankenkasse weigert sich, die Kosten für eine als alternativ geltende Tumortherapie zu übernehmen. Kann sie das?*

Die Krankenkassen brauchen nicht für Kosten aufzukommen, die durch die Anwendung wissenschaftlich nicht allgemein anerkannter Untersuchungs- und Behandlungsmethoden sowie Arzneimittel entstehen. Andererseits können von der Kasse auch die Kosten von Behandlungsmethoden besonderer Therapieeinrichtungen dann erstattet werden, wenn keine anerkannten schulmedizinischen Behandlungsmethoden existieren oder im Einzelfall schon ausgeschöpft, ungeeignet oder unzumutbar sind.
Entscheidend ist, daß Sie vor einer Behandlung einen entsprechenden Antrag auf Übernahme der Kosten stellen. Eine schriftliche Bescheinigung des behandelnden Arztes ist zu empfehlen. Bei einem Ablehnungsbescheid können Sie innerhalb der angegebenen Frist in einem formlosen Brief Widerspruch einlegen und das Hinzuziehen eines Gutachters beantragen.

21. *Der Strahlentherapeut sagt, er könne mir nicht mehr helfen. Er habe schon die Höchstdosis verabreicht. Meine Schmerzen nehmen jedoch immer mehr zu.*

Mehrere Behandlungsmöglichkeiten bieten sich an. So kann z.B. eine palliative Chemotherapie Linderung verschaffen. Auch gibt es heute langwirkende Schmerzpflaster oder Morphintabletten, die stark schmerzstillend wirken. Durch sie kann Ihre Aktivität und Lebensqualität lange erhalten bleiben, ohne daß Sie wesentliche Nebenwirkungen verspüren oder gar süchtig werden.
Eine andere Möglichkeit ist, daß ein kleiner Katheter in den Rückenmarkkanal gelegt wird, über den medikamentös die Nervenaustrittsstelle betäubt wird. Dies ist nur ein kleiner Eingriff, der sogar ambulant durchgeführt werden kann.
Welche Behandlung die für Sie beste ist, hängt von vielen Faktoren ab. Fragen Sie Ihren behandelnden Arzt bzw. die Tumornachsorgeklinik. Viele Tumornachsorgekliniken beschäftigen speziell ausgebildete Schmerztherapeuten oder kennen zumindest Adressen, wohin Sie sich wenden können.

22. *Ich las kürzlich in einer Illustrierten von einem neuen Wundermittel gegen Krebs. Das Medikament soll völlig unschädlich sein. Was halten Sie hiervon?*

Besonders bei Krebserkrankungen floriert ein Markt mit einem riesigen Angebot angeblicher Wundermittel. Diese helfen mit Sicherheit den Verkäufern. Ihre Wirkung auf die Krankheit ist jedoch zumeist sehr umstritten. Ein sicheres Kennzeichen unseriöser Angebote ist die Behauptung, »das Mittel zu haben, das allein den

Krebs besiegen soll«. Ein solches Mittel gibt es nicht und wird es wahrscheinlich auch in absehbarer Zeit nicht geben.
Häufig heißt es auch, daß diese Mittel keinerlei schädliche Nebenwirkungen haben. Beliebt sind solch wohlklingende Bezeichnungen wie biologisch, sanft, ganzheitlich und nebenwirkungsfrei. Tatsächlich sind wirksame Krebsmedikamente ohne jegliche Nebenwirkungen bislang nur ein Traum. Bei propagierten Heilmitteln, die »zumindest nicht schaden können«, sollten Sie auf Ihren Geldbeutel achten. Geschäftemacher gehen davon aus, daß Ihnen für »Ihre Gesundheit« nichts zu teuer ist.
Sie sollten grundsätzlich Ihren Arzt nach seiner Meinung fragen oder sich mit dem Krebsinformationsdienst für Laien (KID) in Verbindung setzen. Die Adresse lautet: Postfach 101949, Im Neuenheimer Feld 280, 69120 Heidelberg. Dieser Informationsdienst beschäftigt hauptamtlich mehrere Mitarbeiter, die den rat- und hilfesuchenden Krebspatienten, aber auch Ärzten, Apothekern und anderen Interessierten Auskunft geben können.
Der KID steht von Montag bis Freitag von 8 bis 20 Uhr unter der Telefonnummer 06221/410121 zur Verfügung. Auf Wunsch bietet er einen sofortigen Rückruf an. Um auch den in Deutschland lebenden türkischen Mitbürgern mit Sprachschwierigkeiten einen Zugang zu medizinischen Informationen zu ermöglichen, bietet der KID montags, mittwochs und donnerstags von 18 bis 20 Uhr auch Auskunft in türkischer Sprache an.

23. *Auch wenn die Wirksamkeit vieler in der Laienpresse und von Naturheilkundigen empfohlenen Krebsmittel nicht bewiesen ist, so ist doch auch nicht deren Schädlichkeit bewiesen. Vielleicht ist eines dieser angepriesenen Mittel doch nützlich und heilsam. Außer Kosten und Enttäuschung kann mir doch nichts passieren, wenn ich diese angebotenen Alternativen nutze, zumal mein Tumorleiden mit schulmedizinischen Therapien nicht mehr aufzuhalten ist.*

Der Erfolg der von Ihnen propagierten »Schrotschußtherapie« ist aus mehreren Gründen fragwürdig.
Die scheinbar harmlosen »Biomittel« können nämlich auch für böse Überraschungen gut sein. Häufig bestehen Risiken trotz gegenteiliger Angaben der Industrie. So weiß man, daß ein und dasselbe Präparat bei einer bestimmten Dosis das Tumorwachstum hemmen, bei einer anderen Dosis das Tumorwachstum hingegen beschleunigen kann. Leider gibt es nur bei sehr wenigen dieser Medikamente eine klare Dosiswirkungskurve. Neben der fraglichen Wirksamkeit dieser Präparate sind also auch die Nebenwirkungen unklar. Auch bestehen indirekt Nachteile durch den Verzicht auf eine möglicherweise wirksame Behandlung.
Sie sollten sich bei Ihrem betreuenden Arzt über die eventuellen Nebenwirkungen informieren.

10 *Welche Nachsorgebetreuungen gibt es?*

Fragen zu Rehabilitation und Nachsorgekliniken

1. *Mein Arzt hat mir empfohlen, möglichst bald im Anschluß an den Klinikaufenthalt in eine Tumornachsorgeklinik zu gehen. Eigentlich würde ich viel lieber nach Hause fahren, wo ich mich sehr gut erholen kann und wo ich auch gut versorgt bin.*

Wenn Sie ausschließlich erholungsbedürftig sind, so sollten Sie wirklich nicht in eine Nachsorge- bzw. Rehabilitationsklinik fahren, sondern ein Sanatorium oder eine Kurklinik aufsuchen, selbständig Urlaub machen oder gar zu Hause bleiben. Wenn es jedoch gilt, Probleme aufzuarbeiten, bzw. wenn Sie medizinischen oder anderen fachlichen Rat und Hilfe brauchen, wenn Sie lernen wollen, was Sie selbst für Ihre Gesundung bzw. Gesunderhaltung tun können, wie Sie eventuelle Therapienebenwirkungen verhindern bzw. lindern können, wie Sie sich richtig ernähren sollten und wenn Sie nicht wissen, wie es beruflich weitergeht, ist der Aufenthalt in einer Tumornachsorge- bzw. Rehabilitationsklinik besser für Sie.

2. *Was geschieht in der Rehaklinik während der Anschlußheilbehandlung?*

Beim Aufnahmegespräch und der ersten ärztlichen Untersuchung wird der Behandlungsplan festgelegt. Je nach individueller Erfordernis gibt es Krankengymnastik – einzeln oder in der Gruppe –, Massagen, Ergometertraining und ein isokinetisches Übungsprogramm, Elektrotherapien, Ergotherapien, autogenes Training, Einzel- und Gruppengespräche in der psychologischen Abteilung, Anleitungen zur allgemeinen Gesundheitsbildung und spezielle Verhaltensmaßregeln für Darmkrebsoperierte, allgemeine und spezielle Ernährungsberatungen, Beratungen durch den Berufsberater mit eventuell auch schon ersten Überlegungen für eine Arbeitsbelastungsuntersuchung und berufliche Hilfsmaßnahmen etc.
Die Rehabilitation kann theoretisch stationär/teilstationär oder ambulant durchgeführt werden. Ambulante Rehaeinrichtungen, in denen am gleichen Ort und in kompetenter Form medizinische, physiotherapeutische, psychische, ernährungstherapeutische, soziale, berufliche und andere wichtige Rehaangebote vorgehalten werden, gibt es noch nicht (Stand 2002). Praktisch ist eine *ambulante Rehabilitation* – wenn überhaupt – nur in Teilbereichen, nicht jedoch ganzheitlich möglich. Die vorrangig auf orthopädische Behinderungen ausgerichtete ambulante »EAP« (erweiterte ambulante Physiotherapie) ist für Darmkrebsoperierte ungeeignet. Hiervon möchte ich abraten, da in diesen Zentren nichts anderes als Krafttraining und körperliche Fitneß geboten wird. Gerade bei Darmkrebspatienten ist eine ganzheitliche Rehabilitation unter Berücksichtigung der Krankheit, der medikamentösen Therapie, der Ernährung und auch der psychosozialen Situation notwendig.
Während eines *stationären Aufenthalts* in einer spezialisierten Rehaklinik werden zweifellos die besten und umfassendsten Rehabilitationsmöglichkeiten geboten. Hier gibt es speziell geschultes Personal, das aus Erfahrungen heraus die Probleme von Darmkrebspatienten kennt. Hier können die Betroffenen ihre Erfahrungen untereinander austauschen, und die Patienten werden rund um die

Uhr betreut. Der stationäre Aufenthalt kann drei Wochen, aber – falls medizinisch erforderlich – auch vier Wochen und länger dauern.

Bei der *teilstationären Rehabilitation* suchen die Patienten das für Darmkrebspatienten spezialisierte Rehazentrum nur während der Therapiezeiten auf, also von morgens bis nachmittags. Die Abende sowie die Wochenenden verbringen sie in der gewohnten häuslichen Umgebung. Für Patienten, die in der Nähe einer derartigen Rehaklinik wohnen und die sich körperlich relativ fit fühlen, ist dies sicherlich ein sehr attraktives Angebot, das jedoch leider nur in wenigen Regionen möglich ist.

Wichtigste Rehabilitationsmaßnahme ist die stationäre/teilstationäre Anschlußheilbehandlung. Sie dient nicht nur der Erholung, obwohl die körperliche Kräftigung und das Wiedererlangen der körperlichen Fitneß mit zu den Rehazielen zählen. Hierzu soll ein speziell für Darmkrebsoperierte entwickeltes und ärztlich überwachtes körperliches Aufbautraining führen. Die Muskeln werden allgemein und gezielt wieder aufgebaut, die Beweglichkeit verbessert, die Bewegungen koordiniert und damit der allgemeine Kräftezustand gesteigert.

So manche Patienten benötigen seelische Hilfen; sie brauchen Rat. In den entsprechenden Rehakliniken werden auf die Probleme Darmoperierter spezialisierte Gruppen- und Einzelberatungen angeboten. Autogenes Training, Gespräche und Anleitungen zur allgemeinen Gesundheitsbildung, zur Ernährung, Bewegung und Freizeitgestaltung sowie zu allgemeinen Nachsorge- und Vorsorgemaßnahmen und beruflichen Problemen runden das Programm ab. Es ist sehr wichtig, daß auch Angehörige in die Rehabilitation miteinbezogen werden.

Natürlich müssen die Patienten parallel zur Rehabilitation onkologisch betreut werden Es kommen daher nur Rehabiltationsinstitutionen in Frage, in denen die Ärzte eine entsprechende Fachausbildung haben und Erfahrungen mit der Chemo- und Radiotherapie Darmkrebsoperierter vorweisen können. Eine enge Zusammenarbeit mit dem Tumorzentrum und den Akutkliniken ist unabdingbar.

Die Betroffenen müssen übrigens den Rehaaufenthalt nicht sofort im Anschluß an die Entlassung antreten, sondern können durchaus vorher noch einige Tage – bis zu maximal zwei Wochen – nach Hause fahren, um dringende Angelegenheiten zu erledigen. Die stationäre Anschlußheilbehandlung sollte allerdings spätestens zwei bis drei Wochen nach der Entlassung beginnen.

3. Kann ich auch später, d.h. nach längerer Zeit zu Hause, die Möglichkeit einer stationären Rehabilitationsmaßnahme in Anspruch nehmen?

Ja, allerdings ist dies organisatorisch schwieriger und für Sie auch finanziell mit größeren Belastungen verbunden; es sei denn, daß Sie unter die Härtefallregelung fallen.
Bei einer späteren Rehabilitation (Kur, Heilbehandlung) muß der Hausarzt den Antrag bei dem Kostenträger stellen. Die Bearbeitung kann längere Zeit in Anspruch nehmen. Also nicht Ihr Arzt bzw. Sie bestimmen Ort und Zeitpunkt – wie bei der Anschlußheilbehandlung –, sondern die Versicherung bzw. der Rentenversicherungsträger. Kostenträger können die jeweilige Rentenversicherung, die Krankenkasse oder die Beamtenbeihilfe sein, die dann auch darüber entscheiden wollen, wann und wohin Sie in die »Reha« gehen. Leider verfügen manche Versicherungen und Behörden manchmal nicht über die notwendige Sachkenntnis und das Verständnis für die speziellen Rehabilitationsprobleme von Darmkrebspatienten.
Wird die Rehamaßnahme erst in dem auf die Erkrankung folgenden Jahr angetreten, so beträgt die Höhe Ihrer finanziellen Eigenbeteiligung € 9,– täglich, wohingegen in der Anschlußheilbehandlung in der Regel keine Zuzahlungen zu entrichten sind, wenn der Betroffene zuvor stationär 14 Tage behandelt wurde.

4. *Werden in den Krebsnachsorge- und Rehabilitationskliniken nur Krebsbehandlungen durchgeführt?*

Es ist in keiner Weise so, daß die Behandlungskonzepte ausschließlich krebsorientiert sind. Zwar können in den meisten Kliniken alle Chemo-, Hormon- und Immuntherapien durchgeführt werden, jedoch hat ein Großteil der angebotenen »Maßnahmen« die allgemeine körperliche und seelische Kräftigung zum Ziel. Dazu gehören Sport, Musik, Wandern, kulturelle Angebote und geselliges Beisammensein genauso wie Krankengymnastik, Massagen, Bäder, kunsttherapeutisches Malen und Plastizieren. Erkennbar ist das an der personellen Zusammensetzung des Rehateams, das ja in keiner Weise nur aus Krebsärzten besteht. Auch werden in vielen Kliniken (Mischkliniken) neben Krebspatienten auch Patienten mit anderen Erkrankungen bzw. Behinderungen betreut.

5. *Ich möchte einmal nichts mehr von Ärzten und Krankheiten und erst recht nichts von Krebs hören! In diesen Tumornachsorgekliniken treffe ich doch nur Krebspatienten, deren Hauptgesprächsthema der Krebs sein wird.*

Natürlich läßt es sich nicht vermeiden, daß Sie auch mit anderen Mitbetroffenen zusammenkommen und über ihre »Erkrankung und Probleme« sprechen. Dieser Gedanken- und Erfahrungsaustausch ist ein erstrebtes Ziel in der onkologischen Rehabilitation. Nicht nur, daß Gleichbetroffene Ihnen viel glaubwürdiger und besser Erfahrungen vermitteln können, sondern darüber hinaus sollen Sie auch Ihre Erkrankung akzeptieren und darüber sprechen lernen.

Übrigens gibt es viele Tumornachsorgekliniken, in denen nicht nur Krebskranke, sondern auch Patienten mit gutartigen Erkrankungen und Behinderungen (Mischkliniken) betreut werden. Wichtig ist jedoch, daß in solchen Mischkliniken der personelle, apparative und konzeptionelle Schwerpunkt eindeutig auf der Krebsnachsorge – und nicht etwa auf anderen Krankheiten – liegt.

6. *Wie lange dauert eine stationäre Rehabilitationsmaßnahme?*

Sie dauert mindestens drei Wochen. Sie kann jedoch aus medizinischen Gründen um ein bis drei, ja in Sonderfällen sogar um mehrere Wochen verlängert werden.
Die Möglichkeit einer Verlängerung wird besonders gerne von Patienten in der Anschlußheilbehandlung (AHB) genutzt.

7. *Mein Arzt hat mir dringend zu einer Rehabilitation geraten. Aus vielerlei Gründen kann ich jedoch nicht von zu Hause weg. Gibt es die Möglichkeit einer Rehabilitation, ohne in der Rehabilitationsklinik übernachten und die Wochenenden verbringen zu müssen?*

Dies ist bislang sehr schwierig gewesen. Seit kurzem bieten jedoch die Rehabilitationsträger modellartig teilstationäre Rehabilitationsmaßnahmen an. Patienten, die nicht weiter als 30 bis 45 Minuten Fahrzeit von einer onkologischen Rehaklinik entfernt wohnen, können hier auch ambulant rehabilitativ betreut werden.

Diese Rehabilitationsmaßnahmen werden auch teilstationäre Rehabilitation genannt.
Erkundigen Sie sich bei der Kasse oder der Rentenversicherung, ob eine derartige teilstationäre Rehabilitationsmaßnahme auch in Ihrer Umgebung möglich ist!

8. Mein Arzt empfahl mir dringend einen Aufenthalt in einer Krebsrehabilitationsklinik. Ich habe mich bislang jedoch niemals von meinem Ehemann getrennt. Kann er mich begleiten?

Ein gemeinsamer Aufenthalt beider Ehepartner kann ermöglicht und organisiert werden. Der Einbezug von Angehörigen ist von modernen Rehabilitationsmedizinern gewünscht. In den meisten Kliniken können Ehe-/Lebenspartner zum Selbstkostenpreis mitaufgenommen werden. Nicht nur bei Fragen der Ernährung kann die Begleitung und der Einbezug von Angehörigen in die Reha sehr vorteilhaft sein.

9. Welche Kosten entstehen für den Patienten in der Rehaklinik?

Ähnlich wie bei einem Akutkrankenhausaufenthalt sind Zuzahlungen zu leisten, deren Höhe von Jahr zu Jahr variiert. Es gibt jedoch zahlreiche Härtefälle (siehe Kapitel 13), bei denen eine Befreiung oder Verminderung der Zuzahlungen möglich ist.
Patienten in einer Anschlußheilbehandlung (AHB) brauchen in der Regel keine Zuzahlungen zu leisten, da die Zuzahlungen nur für längstens 14 Tage innerhalb eines Jahres geleistet werden müssen.

Bei dem vorausgehenden stationären Aufenthalt in der Akutklinik ist dieser Betrag meist schon entrichtet worden.
Für die teilstationäre Rehabilitation brauchen keine Zuzahlungen entrichtet zu werden, wenn die Rentenversicherungen die Kostenträger sind. Geht die Maßnahme zu Lasten der Krankenversicherung, betragen die Zuzahlungen € 9,– pro Tag der Maßnahme (Stand 2002).

10. Welches sind die Voraussetzungen für die Bewilligung eines stationären Heilverfahrens (identisch mit stationärer Rehabilitation)?

Voraussetzung hierfür sind das Vorliegen einer Karzinomerkrankung und die Erwartung, daß durch die stationäre Rehabilitationsmaßnahme eine Besserung im medizinischen, psychischen, sozialen oder im beruflichen Bereich eintreten wird. Benötigt wird eine ärztlich bescheinigte »Kurfähigkeit« bzw. Rehabilitationsfähigkeit. Eine Rehabilitationsfähigkeit besteht dann, wenn Probleme vorliegen und eine Besserung zu erwarten ist und wenn der Betroffene bereit ist, sich helfen zu lassen bzw. an seiner Genesung mitzuhelfen. Die Motivation ist also eine Grundvoraussetzung der Rehabilitation.
Eine Pflegebedürftigkeit, eine während des Aufenthalts zu erwartende Verschlechterung des Krankheitsbildes oder eine mangelnde Bereitschaft zur Rehabilitation schließen die Erfolgswahrscheinlichkeit eines stationären Heilverfahrens aus.
Notwendig ist, daß der Betroffene weiß, daß er eine bösartige Erkrankung hat. Unaufgeklärte Patienten können nicht rehabilitiert werden!
Das erste Heilverfahren, das möglichst bald im Anschluß an den Krankenhausaufenthalt stattfindet, ist das wichtigste Heilverfahren. Es wird auch Anschlußheilbehandlung genannt (AHB): Es darf nur in einer für eine AHB anerkannten Rehaklinik durchge-

führt werden, die – entsprechend den Bedingungen der BFA – nicht weiter als 100 km vom Wohnort des Betroffenen entfernt liegen darf. Dies ist bei späteren Heilverfahren (auch Kuren genannt) keine Bedingung mehr. Bei der AHB entfallen in der Regel Zuzahlungen; ganz anders hingegen beim zweiten oder dritten Heilverfahren.

11. *Was muß ich tun, um ein stationäres Heilverfahren (Kur, AHB, stationäre Rehabilitation) zu beantragen?*

Wenn Sie schon zu Hause sind, so stellt der Hausarzt den Antrag auf eine stationäre Krebsnachsorge-Heilbehandlung. Er wendet sich hierzu an die zuständige gesetzliche Krankenkasse oder die jeweilige Rentenversicherung. Die Krankenkasse oder der Rentenversicherungsträger entscheidet dann, ob, wann und wo das stationäre Heilverfahren (Kur) durchgeführt wird.
Befinden Sie sich noch in der Klinik oder in einer ambulanten Strahlen- oder Chemotherapie bei einem Facharzt für Hämatologie-Onkologie und soll möglichst bald im Anschluß an die Therapie (bis zu 14 Tage später) ein Heilverfahren (AHB) erfolgen, so entscheidet der Arzt in Absprache mit einer AHB-Klinik seiner Wahl, wann und wohin Sie können. Er telefoniert mit der AHB-Klinik, bespricht mit den dortigen Ärzten die bei Ihnen vorliegende Problematik und vereinbart einen Aufnahmetermin. Die AHB-Klinik wiederum verpflichtet sich zu einer Aufnahme spätestens 14 Tage nach der Entlassung. Sie überprüft auch, ob die rechtlichen Voraussetzungen vorliegen. Auch diese »Kuren« werden von der jeweiligen Rentenversicherung oder Krankenkasse genehmigt und finanziert.

12. *Wo kann ich eine Adressenliste der Tumornachsorgekliniken erhalten?*

Grundsätzlich entscheiden die Leistungsträger und Finanziers der Rehabilitation (Rentenversicherungen, Krankenkassen bzw. die Arbeitsgemeinschaft für Krebsbekämpfung Nordrhein-Westfalen) darüber, welche Nachsorgeklinik die für Sie geeignetste ist. Häufig wird allerdings Ihren Wünschen dann stattgegeben, wenn diese begründet sind.

Zumeist hat Ihr Arzt oder zumindest der Sozialarbeiter eine Adressenliste von AHB- und Tumornachsorgekliniken. Wenn nicht, so ist eine derartige Adressenliste bei der Arbeitsgemeinschaft für Krebsbekämpfung in Nordrhein-Westfalen (Universitätsstraße 140, 44799 Bochum-Querenburg, Telefon 0234/3047908), über die BFA in Berlin oder über die für Sie zuständige LVA zu erhalten. Die Nachsorgekliniken sind über ganz Deutschland verstreut. Sie sollten sich bei der Wahl immer die Frage stellen, welche der zahlreichen Kliniken Ihren Rehabilitationsproblemen am ehesten gerecht wird. Es gibt auf der einen Seite Kliniken, die eher erholungsorientiert aufgebaut sind, in denen jedoch ein geringeres spezifisches medizinisch-onkologisches, psychisches, soziales oder berufliches Rehabilitations-Know-how angeboten wird. Es gibt andererseits hochspezialisierte onkologische Rehabilitationskliniken, die auf Ihre medizinischen, psychischen, sozialen oder gar beruflichen Probleme bestens eingehen können. Auf keinen Fall sollten Sie in der »Nachkur« nur die Möglichkeit einer weitgehend kostenfreien Erholung sehen!

13. Wer bezahlt die für eine Rehabilitation notwendigen Maßnahmen?

Leistungsträger der Rehabilitation sind die Rentenversicherungen (BFA, LVA), die Knappschaft, die Bundesanstalt für Arbeit und seit 1974 auch die gesetzlichen Krankenkassen. Bei Beamten kann die medizinische Rehabilitation durch die Beihilfe finanziert werden. Falls keine dieser genannten Institutionen sich finanziell für zuständig erklärt, kommt als Auffangträger auch das Sozialamt in Frage. Die Rentenversicherungsträger können sich ebenfalls an den Unkosten der Rehabilitation jener Patienten beteiligen, die nicht mehr im Erwerbsleben stehen. Obwohl dies gesetzlich eine »Kannbestimmung« ist, finanzieren die Rentenversicherungen derzeit die überwiegende Anzahl der Rehabilitationsmaßnahmen für krebskranke Rentner.

Bei stationären Anschlußheilbehandlungen (AHB) muß der Patient in der Regel keine Zuzahlungen entrichten, wenn er zuvor schon im Krankenhaus die obligatorischen € 9,– für mindestens 14 Tage zahlte; anders hingegen bei Kuren, es sei denn, daß er im laufenden Jahr schon einmal für maximal 14 Tage Zuzahlungen für einen stationären Akut- oder Rehaaufenthalt entrichtete.

Patienten müssen grundsätzlich keine Zahlungen leisten, wenn sie dadurch wegen ihres geringen Einkommens unzumutbar belastet werden. Bei monatlichen Nettoeinnahmen von nicht mehr als € 938,– liegt beispielweise eine vollständige Befreiung vor.

11 *Welche Probleme können bei Reisen, in der Freizeit oder beim Sport auftreten?*

Empfehlungen für die Ferien- und Freizeitgestaltung

1. *Ich habe mein Leben lang viel gearbeitet und auf Ferien verzichten müssen. Jetzt wollten wir eigentlich das Leben genießen und all das Versäumte nachholen. Kann ich dies auch nach der Krebserkrankung?*

Von der Krebserkrankung her – vorausgesetzt, der Tumor ist vollständig herausgenommen und die Primärbehandlung ist abgeschlossen – bestehen keinerlei Einwände gegen Reisen und Hobbys irgendwelcher Art.

- Wichtig ist, die Reise gut zu planen und zu organisieren.
- Wichtig ist auch, daß Sie Hotels und Pensionen mit guten sanitären Anlagen wählen.
- Bei Reisen in südliche Länder oder tropische Gebiete ist mehr als die übliche hygienische Vorsicht geboten.
- Olivenöl wird nicht nur von Magen-Darm-Kranken, sondern auch von Gesunden häufig schlecht vertragen!
- Bei Tumoraktivität bzw. bei Vorliegen von Metastasen sind einige Einschränkungen geboten. Diese sind jedoch nicht mit Untätigkeit gleichzusetzen.

2. *Ich bin gerade operiert worden. Bis jetzt verlief glücklicherweise alles komplikationslos, der Tumor konnte völlig beseitigt werden. Ab wann kann ich wieder meine gewohnte Tätigkeit aufnehmen, und ab wann kann ich verreisen?*

Bei komplikationsloser Abheilung können Sie davon ausgehen, daß Sie in ca. zwei bis drei Monaten wieder so belastungsfähig sind, daß Sie Ihre gewohnten körperlichen Aktivitäten wieder aufnehmen können. Dies trifft allerdings nur dann zu, wenn die Narbe gut verheilt ist, kein besonderes Risiko eines Narbenbruchs besteht und der Stuhlgang sowie die Schließmuskelfunktion sich wieder normalisiert haben.
Einen kleineren Urlaub, z.B. im Mittelgebirge, können Sie durchaus schon vier bis sechs Wochen nach der Operation antreten. Mit Reisen in südliche Länder oder in tropische Regionen würde ich noch etwas warten. Hier ist die Kreislaufbelastung größer. Außerdem ist Vorsicht vor schlechter Hygiene geboten. Auch könnten Sie Schwierigkeiten mit der Nahrungsumstellung haben.
Lassen Sie im ersten Jahr Ihre schweren Koffer lieber andere tragen; benutzen Sie bevorzugt Rollenkoffer, die Sie nicht zu tragen brauchen!
Schonen Sie Ihre Bauchmuskulatur, damit es nicht zu einem Narbenbruch kommt! Insbesondere korpulente Menschen neigen zu einer Bindegewebsschwäche an der Operationsnarbe.

3. *Ich möchte meine in Spanien lebende Tochter und die Enkelkinder besuchen. Darf ich das?*

Gegen Reisen auch in südliche Länder ist nichts einzuwenden! Einige Besonderheiten sind allerdings wegen der häufig schlechteren hygienischen Verhältnisse und der Hitze dann zu beachten, wenn nur noch ein kleiner Dickdarmrest verblieben ist oder wenn die Bauhinsche Klappe, d.h. der Übergang vom Dünndarm zum Dickdarm, bei der Operation entfernt werden mußte.

- Sie sollten in diesem Fall besonders auf den notwendigen Flüssigkeits- bzw. Elektrolytbedarf achten (mindestens 2 Liter täglich und 6 bis 9 Gramm Kochsalz täglich).
- Vermeiden Sie eiskalte Getränke, da diese zum einen nur sehr kurzfristig den Durst löschen und andererseits Magen- und Darmbeschwerden verursachen können. Wesentlich gesünder und auch durstlöschender sind Kräuter- und Früchtetees in kleinen Schlucken. Dadurch schwitzt der Körper leicht und kühlt ab, ohne daß der Kreislauf belastet wird.
- Vorsicht ist bei scharfen Gewürzen geboten, die zu einer gesteigerten Ausscheidungsfrequenz führen können.
- Vorsicht vor mit viel Fett zubereiteten Gerichten. Sie werden schwer verdaut und führen zu stark riechenden Stühlen.
- Hitze wird von älteren Patienten häufig schlecht vertragen. Blutarmut verstärkt bei ihnen das Herz-Kreislaufrisiko.

4. Ich fliege in eine Gegend mit relativ niedrigem Hygienestandard und angeblich schlechter Wasserversorgung. Ist es eigentlich für mich besonders gefährlich, wenn ich Durchfall bekomme?

Wenn der Tumor sich im aufsteigenden Teil des Dickdarms (Colon ascendens) befand und der »Schließmuskel« vom Dünndarm zum Dickdarm (Bauhinsche Klappe) entfernt wurde, sind Sie stärker durchfallgefährdet. Nicht nur, daß Sie eher als andere Durchfall bekommen, die Durchfälle können auch stärker und hartnäckiger als bei anderen Menschen verlaufen.

Lag der Tumor hingegen im absteigenden Teil (Colon descendens) oder im Sigmabereich, so dürfte Sie als Gesunde ein »normaler Durchfall« nicht mehr belasten. Voraussetzung ist allerdings, daß die Operation vor längerer Zeit erfolgte und die Narbe gut verheilt ist.

5. *Ich habe mehrere Metastasen. Meinen Sie, daß ich meine Tochter in den USA noch einmal besuchen kann und den Transatlantik-Flug überstehen werde?*

Wenn sich nur ein oder zwei lokalisierte Metastasen in der Lunge und/oder der Leber befinden und andere Stellen im Körper nicht sichtbar befallen sind, sehe ich keinen Hinderungsgrund. Die Flugtauglichkeit ist allerdings dann in Frage zu stellen, wenn die Lungen- bzw. Leberfunktion beeinträchtigt ist; auch bei Wirbelsäulenmetastasen würde ich genauso wie bei Inkontinenz von Fall zu Fall entscheiden wollen, ob ein derartig langer Flug risikolos unternommen werden kann.

6. *Ich habe Lebermetastasen. Bestehen irgendwelche Einwände dagegen, daß ich zum Skilaufen ins Hochgebirge fahre?*

Solange die Leberfunktion nicht wesentlich beeinflußt ist und Sie sich wohl fühlen, sehe ich keinen Hinderungsgrund. Der Mensch kommt praktisch mit 10 bis 20 % des Lebergewebes aus. Möglicherweise werden Sie jedoch selbst feststellen, daß Sie nicht mehr so belastungsfähig und ausdauernd sind wie früher. Im übrigen

möchte ich Ihnen davon abraten, sich allzulange der Hochgebirgssonne auszusetzen.
Die Warnung vor starker Sonnenexposition und UV-Strahlen gilt besonders für die Patienten mit Lebermetastasen.

7. *Darf ich in die Sonne gehen? Ich habe gehört, daß Sauerstoff und Sonne sich negativ auf das Tumorwachstum auswirken?*

Dies sind völlig falsche Vorstellungen, die man früher sehr häufig hörte. Sie entbehren jeglicher wissenschaftlicher Grundlage. Allerdings leiden nicht nur Haut und Herzkreislauf, sondern auch das Immunsystem unter starker Sonneneinwirkung. Frische Luft und gutes Wetter wirken sich mit Sicherheit nicht negativ aus.

8. *Darf ich trotz Metastasen in der Wirbelsäule Gartenarbeiten verrichten?*

Im Prinzip sind leichte Gartenarbeiten durchaus möglich und auch zu begrüßen. Meiden Sie jedoch Arbeiten, die mit Belastungen, vor allem ruckartigen Bewegungen und Belastungen einhergehen. Natürlich müssen Sie aufpassen, daß Sie nicht stürzen! Auf Bäume und Leitern würde ich aus Sicherheitsgründen nicht mehr steigen. Fragen Sie Ihren Arzt, für wie bruchgefährlich er die Skelettmetastasierung hält!

9. *Meine Lendenwirbelsäule ist befallen. Darf ich mich überhaupt noch bücken? Darf ich noch Boules spielen?*

Gewichte von mehr als 5 kg sollten Sie nicht heben! Wenn Sie etwas vom Boden aufheben, so sollten Sie sich nicht bücken, sondern in die Knie gehen! Die Wirbelsäule wird hierdurch weniger belastet.
Ruckartige Bewegungen und Belastungen sollten Sie auf jeden Fall meiden! Gegen Boules ist grundsätzlich nichts einzuwenden. Die hierbei durchgeführten Bewegungen erfolgen nicht ruckartig, und beim Werfen geht man in die Knie.

10. *Kann ich in die Sauna gehen?*

Dagegen ist grundsätzlich nichts einzuwenden. Saunen fördert nicht nur das Wohlbefinden, sondern kann auch die Widerstandskraft stärken und so die Infektionsgefahr mindern.
Kontraindikationen sind allerdings eine Herzschwäche sowie Störungen der Herzkranzgefäße und Bluthochdruck. Bei Blutmangel (Anämie) ist vom Saunen abzuraten!
Auch sollte man bei akuten Atemwegsinfekten sowie bei Lungenmetastasen und Absiedlungen in der Leber auf das Saunen verzichten.
Da bei dem anschließenden Kaltwasserbad schockartig extrem hohe Blutdruckwerte erreicht werden, ist diese Art der Abkühlung bei Patienten mit schlecht einstellbarem Bluthochdruck kontraindiziert.

11. *Darf ich schwimmen?*

Ja. Schwimmen ist eine beliebte Sportart, die besonders bei älteren Menschen zur Gesunderhaltung beiträgt. Die Entlastung des Halte- und Bewegungsapparates wirkt sich positiv aus. Voraussetzung ist allerdings, daß das Wasser nicht zu warm ist (nicht wärmer als 29 Grad), daß keine Herzrhythmusstörungen und kein Bluthochdruck vorliegen. Bei Durchblutungsstörungen der Herzkranzgefäße kann es bei plötzlichem Kältereiz zu einem Angina-Pectoris-Anfall kommen.
Schwimmen fördert die Gesundung und die Beweglichkeit, stärkt die Abwehrkraft, verbessert die Durchblutung und wirkt so einer Knochenentkalkung entgegen.

12. *Darf ich radfahren?*

Warum nicht. Dies ist sogar eine sehr positiv zu bewertende körperliche Tätigkeit, bei der die Immunabwehr gefördert wird, das Herz-Kreislaufsystem gestärkt, die Knochenstabilität gefördert und die Muskulatur trainiert wird. Tumorabsiedlungen in Lymphknoten, Leber und Lunge sind kein Hinderungsgrund. Natürlich ist Vorsicht bei Knochenmetastasen geboten.

13. *Von welchen Sportarten ist abzuraten?*

Hierzu gehören vor allem Sportarten, bei denen die Bauchmuskulatur stark beansprucht wird, also z. B. Gewichtheben, Rudern und Ringen.

Achten Sie in den ersten Monaten nach der Operation darauf, daß die Bauchmuskulatur nicht zu sehr belastet wird. Sonst könnte es zu einem Narbenbruch kommen.
Bei komplikationsloser Wundheilung, wenn die Schließmuskelfunktion intakt ist und wenn kein Skelettbefall vorliegt, gibt es praktisch keine Einschränkungen. Alles, was Ihnen Freude bereitet und Sie sich körperlich zutrauen, sollten Sie auch machen. Körperliche Bewegung ist auf jeden Fall gut. Untersuchungen weisen darauf hin, daß körperliche Aktivität vor Darmkrebs schützen soll.

14. Wie ist der Versicherungsschutz bei einer Urlaubsreise ins Ausland?

Für Mitglieder der gesetzlichen Krankenkassen besteht in den EG-Ländern und Staaten, mit denen die Bundesrepublik Deutschland ein Sozialversicherungsabkommen abgeschlossen hat, ein Versicherungsschutz. Dieser ist unabhängig davon, ob es sich um eine akute oder chronische Krankheit handelt. Die anfallenden Krankheitskosten werden also von den Krankenkassen bei Vorlage der Rechnung zurückerstattet. Im übrigen Ausland besteht kein Versicherungsschutz. Eine Kostenerstattung, etwa einer Arztrechnung aus dem Urlaub in diesen Ländern, ist also nicht möglich. Eine Ausnahme besteht dann, wenn Sie privat eine entsprechende Auslandsversicherung abgeschlossen haben!
Vor Antritt der Reise sollten Sie sich eine sogenannte Anspruchsbescheinigung für das betreffende Land besorgen. Trotz dieser Anspruchsbescheinigung kann es vorkommen, daß nicht alle Kosten voll abgedeckt werden. Dies liegt daran, daß der Umfang der Leistungen in den verschiedenen Ländern unterschiedlichen Regelungen und Bewertungen unterworfen ist. So ist z.B. in einigen Ländern eine Selbstbeteiligung üblich, die der deutsche Patient auch zu übernehmen hat. Auch erkennen viele Ärzte in Tourismuszentren häufig die Anspruchsbescheinigung nicht ohne vorherige Barzah-

lung an. Auch hier richtet sich der Versicherungsschutz nach den Rechtsvorschriften des Gastlandes, d.h., daß nur die dort geltenden Sätze nach Vorlage der Rechnung bei der Krankenkasse zu Hause erstattet werden. Auch dürfen die gesetzlichen Krankenversicherungen nicht die Kosten eines eventuell medizinisch notwendigen Rücktransportes übernehmen.
Grundsätzlich sollten Sie sicherheitshalber eine private Auslandsreise-Krankenversicherung abschließen. Diese ist in der Regel nicht teuer.

15. Ist während des Krankengeldbezuges ein Urlaub im In- oder Ausland möglich?

Auch während des Krankengeldbezuges ist ein Urlaub möglich. Die Zustimmung der Krankenkasse ist nur dann einzuholen, wenn er im Ausland verbracht werden soll.
Die Krankenkasse gibt nur dann ihre Zustimmung, wenn der Urlaub vom behandelnden Arzt befürwortet wird, also eine Verschlechterung des Krankheitszustandes nicht zu erwarten ist.

16. Urlaub ist für mich ein Fremdwort; Urlaube konnte ich mir schon früher kaum leisten und jetzt im Alter erst recht nicht.

Viele ältere Menschen, vor allem Frauen, können sich aus eigenen Mitteln keinen Urlaub leisten. Sie können jedoch Zuschüsse erhalten. Mit Landes- oder kommunalen Mitteln werden zum Beispiel Erholungsaufenthalte von Wohlfahrtsverbänden gefördert. Es gibt Zuschüsse für Urlaube von 14 bis 21 Tagen. Fragen Sie bei Ihrem Sozialamt oder bei den Wohlfahrtsverbänden nach.

17. *Ich bin meinen abendlichen Schoppen gewohnt. Kann ich Rotwein trinken?*

Solange dem Alkohol nicht im Übermaße zugesprochen wird, spricht nichts dagegen. Ein abendlicher Schoppen ist gesund für Körper und Seele. Zu viel Alkohol kann jedoch die Immunabwehr schwächen und sich negativ auf den Krankheitsverlauf auswirken.

12 *Wie verhalte ich mich in meiner Umgebung?*

Fragen zu Familie, Umfeld und Selbsthilfegruppen

1. *Wie sollte ich mich meiner Ehefrau bzw. meiner Familie gegenüber verhalten?*

Sie sollten offen über Ihre Erkrankung und Ihre Probleme sprechen und sie nicht verheimlichen. An einem Darmkrebs erkrankt zu sein ist weder ein Makel noch ansteckend. Auch ist es erfahrungsgemäß so, daß verdrängte Ängste und unausgesprochene Probleme wesentlich leichter zu beherrschen sind, wenn man diese offen äußert. Machen Sie andererseits Ihre Krankheit nicht zum Dauergesprächsthema! Denken Sie immer daran, daß auch »gesunde« Menschen Probleme haben.

Zumindest in den ersten Wochen nach der Operation werden Sie auf die Rücksichtnahme und möglicherweise auch auf die Hilfe Ihrer Familie angewiesen sein. Lassen Sie sich helfen! Erwarten Sie jedoch nicht, daß die anderen Ihnen alles abnehmen und Ihnen Ihre Wünsche von den Lippen ablesen werden! Sie müssen selbst aktiv werden. Sie sollten sich nicht zu sehr in Abhängigkeit begeben.

Lassen Sie sich nicht aufs Abstellgleis schieben, weder im privaten noch im beruflichen Bereich!

2. *Wie verhalte ich mich in der Öffentlichkeit? Was würden wohl meine Bekannten sagen, wenn Sie hören, daß ich Krebs habe?*

Ob Sie ihnen mitteilen, daß Sie Krebs haben, müssen Sie individuell von Person zu Person entscheiden. Kaum jemand in Ihrer Umgebung sieht Ihnen an, daß Sie eine Krebserkrankung haben (bzw. gehabt haben). Hinzu kommt die erfreuliche Tatsache, daß heute eine Darmkrebserkrankung weder als Todesurteil noch als ein zu meidender Makel angesehen wird. Immerhin leben mehrere hunderttausend Patienten in Deutschland mit einem Darmkrebs.
Bei einigen »Gesunden« findet leider eine Überreaktion statt. Diese reicht von einer Isolierung bis zu überschießenden Mitleidsbezeugungen und aufgedrängter Fürsorge. Beide Verhaltensweisen sind falsch! Lassen Sich sich nicht davon anstecken, sondern gehen Sie Ihren Weg!
Glücklich ist derjenige, der Probleme aussprechen und darüber mit seinem Partner und seinen Freunden sprechen kann. Viele Belastungen lassen sich leichter mit Hilfe von Freunden ertragen.

3. *Man hört heute soviel von den Selbsthilfegruppen, in denen die Betroffenen sich gegenseitig Tips geben und helfen sollen. Gibt es derartiges auch für Darmkrebserkrankte? Können Sie mir Adressen nennen?*

Spezielle Selbsthilfegruppen für Darmkrebserkrankte gibt es nicht; lediglich die Darmkrebspatienten mit einem künstlichen Darmausgang sind in einer speziellen Selbsthilfegruppe, der ILCO, organisiert. Es gibt allerdings viele andere Selbsthilfegruppen, in denen Patienten mit unterschiedlichen Tumorerkrankungen zusammenkommen. Derartige Selbsthilfegruppen sind in allen größeren Städten und auch in vielen ländlichen Regionen vertreten. Die Adressen können Sie über den Sozialarbeiter der Rehabilitationsklinik oder über den Krebsinformationsdienst (KID, Adresse siehe Anhang) erfahren.

4. *Mit wem kann ich über meine Probleme reden? Der Arzt hat immer so wenig Zeit.*

Auch wenn sich die Ärzte der Notwendigkeit eines ausführlichen Gesprächs mit Tumorpatienten bewußt sind, so haben sie doch häufig nicht ausreichend Zeit hierfür.
Sie sollten und können mit jedem über Ihre Probleme reden, der Ihnen ernsthaft zuhört und auf Sie eingeht. Das können Familienmitglieder, Verwandte, Freunde, Nachbarn, Ihr Pfarrer etc. sein; grundsätzlich jeder, zu dem Sie Vertrauen haben!

5. *Das Schlimmste für mich sind die »Wartezimmergespräche«. Hier kursieren manchmal »Schauergeschichten«, die sich an Schrecklichkeit zu überbieten suchen.*

Sie werden nicht nur dort die unterschiedlichsten Erfahrungen und die verschiedensten Ratschläge erhalten. Einige von ihnen mögen sinnvoll sein, andere sind unsinnig und gefährlich. Viele beruhen auf persönlichen Erfahrungen oder Erlebnissen aus dem Bekanntenkreis. Sie sollten auf keinen Fall in solchen Gesprächen die Hauptquelle Ihrer Informationen sehen und im Zweifelsfall immer das Gespräch mit dem Arzt Ihres Vertrauens suchen.

6. *Sollte ich meine Arbeitskollegen über die Krebserkrankung informieren?*

Diesbezüglich gibt es keine pauschalen Empfehlungen. Entscheidend ist Ihr Verhältnis zu Ihren Kollegen. Gesetzlich sind Sie noch nicht einmal dazu verpflichtet, dem Betriebsarzt Ihre Erkrankung bzw. Ihre Behinderung zu melden. Der Betriebsarzt hingegen ist gesetzlich verpflichtet, bei Kenntnis Ihrer Krankheit Sie entsprechend Ihrer Behinderung leistungsgerecht bzw. behinderungsgerecht einzusetzen.

Wenn Sie erwarten, daß Ihre Vorgesetzten Sie Ihrem körperlichen Zustand angemessen einsetzen, müssen Sie sie vorher entsprechend über ihre Behinderung aufklären. Unterstellen Sie dabei nicht, daß Vorgesetzte medizinisch vorgebildet sind und sofort wissen, wovon Sie sprechen.

Man kann nicht einerseits so tun, als sei alles kein Problem und als habe sich nach der Operation nichts verändert, und andererseits Verständnis für besondere Situationen erwarten!

13 *Welche sozialen und finanziellen Hilfen gibt es?*

Fragen zu sozialen und finanziellen Problemen, häuslicher Versorgung, Hospiz, Pflegeversicherung und Behindertenausweis

1. *Durch die Erkrankung fühle ich mich so geschwächt, daß ich nur mit Mühe meinen Haushalt bewältigen kann. Leider kann mir niemand aus meiner Familie helfen. Sicherlich wird es einmal wieder alles besser werden, aber wissen Sie nicht kurzfristig Abhilfe?*

Mehrere Abhilfemöglichkeiten bieten sich an.
So besteht die Möglichkeit einer häuslichen Krankenpflege. In der Regel besteht der Anspruch auf häusliche Krankenpflege für vier Wochen und umfaßt die im Einzelfall erforderliche Grund- und Behandlungspflege sowie hauswirtschaftliche Versorgung. Gemäß § 38 SGB V wird ausgesprochene Haushaltshilfe nur dann gewährt, wenn mit im Haushalt ein Kind lebt, das das zwölfte Lebensjahr noch nicht vollendet hat oder aber behindert ist. Einige Kassen leisten auch Haushaltshilfe ohne diese Bedingung (Ermessensleistung). Es ist auf jeden Fall sinnvoll, vor Beantragung Kontakt mit dem Sozialdienst der Krankenkasse aufzunehmen, um Einzelheiten abzusprechen.
Auch sollten Sie bzw. Ihr Arzt die Möglichkeit einer stationären Rehabilitations- bzw. Nachsorgemaßnahme (Anschlußheilbehand-

lung = AHB) in Erwägung ziehen. In den Nachsorgekliniken sind Sie vorerst gut versorgt und können sich körperlich und seelisch von der Therapie erholen. In dieser Zeit können und sollen dann die weiteren Weichen für eine spätere optimale soziale Versorgung zu Hause gestellt werden.
Es gibt zahlreiche Hilfen für zu Hause. Die Sozialarbeiter in den Akut- und Rehabilitations-/Nachsorgekliniken besprechen mit Ihnen und Ihren Angehörigen die Situation und leiten – falls notwendig – entsprechende Hilfen vor Ort ein.
Eine weitere Möglichkeit ergibt sich durch die Nutzung begleitender Beratungs- und Betreuungsinstitutionen. Einige Krankenkassen haben für ihre an Krebs erkrankten Versicherten und deren Angehörige einen hauseigenen sozialen Dienst eingerichtet, der allerdings nur Hilfe vermittelt.
Das Spektrum der angebotenen sozialen Hilfen ist weit gefächert:

- häusliche Krankenpflege,
- Hilfe bei der Haushaltsführung,
- Einkaufen durch Zivildienstleistende,
- Haushaltshilfe durch Fachkräfte,
- medizinische Hilfe durch examinierte Kräfte,
- Essen auf Rädern,
- Hausnotrufdienst,
- Behindertenindividualberatung.

Eine weitere Möglichkeit ergibt sich durch die Pflegehilfe. Um sie in Anspruch nehmen zu können, muß allerdings die Notwendigkeit einer Pflege für mindestens ein halbes Jahr vorliegen, und es muß ein Antrag bei der zuständigen Pflegekasse gestellt werden.
Die Palette möglicher Hilfen wird durch private Haus- und Krankenpflegedienste ergänzt. Informationen und eine Adressenliste der Sozialstationen können bei den jeweiligen Länderministerien für Arbeit und Gesundheit, beim Gesundheitsamt oder beim Informations- und Beratungsdienst der Deutschen Krebshilfe (Thomas-Mann-Straße 40, 53111 Bonn, Telefon 0228/729900) angefordert werden.

Vielen ist nicht bekannt, daß die Sozialämter nicht nur für finanzielle Notlagen zuständig sind, sondern auch den gesetzlichen Auftrag zur Information und Beratung haben. In vielen Städten und Gemeinden gibt es außerdem »Bürgerberatungsstellen«, an die man sich bei derlei Problemen wenden kann.
Häufig können auch die Selbsthilfegruppen der Region informieren und Hilfen in die Wege leiten. Auskunft über Adressen eventueller Selbsthilfegruppen in Ihrer Region können Sie vom Krebsinformationsdienst (KID, siehe Adressen) oder auch vom Sozialdienst der Tumornachsorgeklinik erfahren.

2. *Obwohl meine Frau schwer krank ist und ich sie zu Hause nicht versorgen kann, soll sie aus dem Krankenhaus entlassen werden. Sie sei ein »Pflegefall«, für den man medizinisch nichts mehr tun könne, hat der Oberarzt erklärt. Meine Frau in ein Pflegeheim zu stecken wäre für mich der letzte Schritt. Welche anderen Möglichkeiten bestehen?*

Als erstes sollten Sie mindestens 3 Tage bis eine Woche vor Entlassung Ihrer Frau durch den Klinikarzt oder durch Ihren Hausarzt bei der Krankenversicherung Ihrer Frau häusliche Krankenpflege beantragen. Diese wird meistens innerhalb weniger Tage genehmigt, und in dieser Zeit können die entsprechenden Vorkehrungen zu Hause getroffen werden (z.B. Beschaffung von Hilfsmitteln).
Als nächsten Schritt sollten Sie bei der zuständigen Pflegeversicherung einen Antrag auf Beurteilung der Pflegebedürftigkeit stellen. Die Pflegekasse schickt dann einen Gutachter (Arzt und/oder Pflegefachkraft), der bei Ihnen einen Hausbesuch macht oder auch die Patientin im Krankenhaus besucht und den Grad der Pflegebedürftigkeit Ihrer Frau festlegt. Maßstab für die Beurteilung der Pflegebedürftigkeit sind ausschließlich Fähigkeiten zur Ausübung der

Verrichtungen des täglichen Lebens. Im häuslichen Umfeld wird u. a. festgestellt, welchen konkreten Handlungsbedarf der Antragsteller hat, wer die Pflege durchführt und inwieweit die Möglichkeiten der Rehabilitation ausgeschöpft wurden.
Pflegebedürftigkeit ist in keiner Weise identisch mit einem Heimaufenthalt. Ja, im Gegenteil, durch die Pflegeversicherung soll eine häusliche Pflege ermöglicht werden!
Scheiden Angehörige als Pflegepersonen aus, dann übernimmt die Pflegekasse Einsätze von ambulanten Pflegediensten als sogenannte »Sachleistung« bis zur Höhe von € 384,– in Pflegestufe I bzw. € 921,– in Stufe II oder € 1432,– in Stufe III (Stand 2002).
Eine Sachleistung in Form von Pflegeeinsätzen dürfen nur Personen und Dienste erbringen, die einen Versorgungsvertrag mit den Pflegekassen abgeschlossen haben. Sie sollten sich daher bei der Kasse vorher erkundigen.
Kostenlosen und kompetenten Rat zu allen Fragen der Pflegeversicherung können Sie über das Bürgertelefon des Bundesgesundheitsministeriums (Telefon 0800/1919190) erhalten.

3. *Wann besteht ein Anspruch auf Leistungen der Pflegeversicherung?*

Ein Anspruch auf Leistungen besteht in der Regel nur dann, wenn eine Pflegebedürftigkeit über mindestens sechs Monate vorliegt. Die Höhe der Leistungen richtet sich nach der Pflegestufe, die vom medizinischen Dienst der Krankenkassen bestimmt wird. Die Pflegebedürftigkeit wird in drei Pflegestufen, I bis III, eingestuft.
In der Pflegestufe I muß der Bedarf an Hilfe für Körperpflege, Ernährung, Mobilität und für die hauswirtschaftliche Versorgung täglich mindestens anderthalb Stunden betragen.
In der Pflegestufe II beträgt er mindestens drei Stunden, und in der Pflegestufe III muß eine Pflegebedürftigkeit rund um die Uhr vorliegen.

4. *Was versteht man unter Hospiz und Palliativstation?*

Das Hospiz ist eine eigenständige Einrichtung, in der es um die Pflege und Begleitung der Menschen in ihrer letzten Lebensphase geht. Auch Angehörige finden hier Beistand. Ziel der Hospizbewegung ist es, die Lebensqualität der Patienten zu verbessern, damit sie in dieser schweren Zeit so bewußt, zufrieden und normal wie möglich leben können. Im Zentrum der Hospizbetreuung steht daher nicht die medizinisch-onkologische Beeinflussung des Krankheitsverlaufs, sondern der Erhalt und die Verbesserung der Lebensqualität.

Auch die Palliativstationen verfolgen dieses Ziel. Sie sind allerdings in der Regel einem Krankenhaus angegliedert und stärker ärztlich betreut. Bei ihnen liegt der Schwerpunkt häufig neben der medizinisch-pflegerischen Betreuung auf der Schmerztherapie und Symptomkontrolle.

Adressen können Sie vom Hausarzt, vom Kliniksozialdienst und den Mitarbeitern der Tumornachsorge- und Rehabilitationsklinik erhalten. Sie können auch beim Krebsinformationsdienst anrufen (KID, siehe Adressen).

5. *Welche Vorteile hat der Schwerbehindertenausweis? Hat er auch Vorteile für Rentner?*

Mit Hilfe des Schwerbehindertenausweises sollen einige der durch die Erkrankung und Behandlung entstandenen Nachteile ausgeglichen werden; also nicht etwa nur die Nachteile von Erwerbstätigen.

Dieser Ausgleich geschieht durch Vergünstigungen auf mehreren Ebenen und ist nicht zuletzt abhängig von dem festgestellten Grad der Behinderung (GdB). Zu den Vergünstigungen zählen bei einem Grad der Behinderung von 50 % und mehr:

- Erhöhter Kündigungsschutz am Arbeitsplatz.
- Hilfen zur Erhaltung bzw. Erlangung eines behindertengerechten Arbeitsplatzes, z.B. technische Hilfen oder Lohnkostenzuschüsse.
- Beschleunigung des Eintritts des Renten- bzw. Pensionsbezuges.
- Überstundenbefreiung (Wunsch).
- Anspruch auf Zusatzurlaub von fünf Tagen pro Jahr bei einer 5-Tage-Arbeitswoche.
- Bevorzugte Abfertigung bei Behörden.
- Je nach Höhe des zuerkannten GdB diverse Steuererleichterungen. So kann ein Pauschbetrag jährlich steuermindernd geltend gemacht werden.
- Vergünstigungen bei der Benutzung öffentlicher Verkehrsmittel, Bäder, Museen etc.
- Ab 80 % Behinderung gibt es Freibeträge beim Wohngeld. Davon profitieren vor allem Bezieher von kleinen Renten.
- Die Fehlbelegungsabgabe bei Sozialwohnungen kann mit Schwerbehindertenausweis ermäßigt werden.
- Die Bahncard kann für die Hälfte des Normalpreises bei mindestens 80 % GdB erworben werden.
- Mitgliedsbeiträge in Verbänden und Vereinen (z.B. ADAC) sind häufig reduziert.
- Je nach zusätzlichen Merkmalen gibt es Vergünstigungen bei Rundfunk- und Fernsehgebühren, Kfz-Steuer, Freifahrten, Reduzierung der Eintrittspreise.

6. *Hat der Schwerbehindertenausweis auch Nachteile?*

Der Schwerbehindertenausweis soll grundsätzlich nur Vorteile bringen. Es sollte allerdings auch auf eventuelle unerwünschte Nachteile hingewiesen werden. Sie können erfahrungsgemäß leider insbesondere bei jungen Erwerbstätigen bzw. bei Auszubildenden vorkommen.
So können sich zum Beispiel Schwierigkeiten bei der Berufswahl, beim Berufswechsel und im beruflichen Fortkommen ergeben. Dies entspricht zwar in keinerlei Hinsicht den Absichten des Gesetzgebers, jedoch leider den Erfahrungen.
Patienten dagegen, die in einem gesicherten Arbeitsverhältnis stehen – wie beispielsweise dem öffentlichen Dienst –, rate ich, die Vorteile des Schwerbehindertenausweises auf jeden Fall zu nutzen. Bei den anderen würde ich mich sehr individuell nach Vor- und Nachteilen entscheiden. Übrigens muß ein »anerkannt Schwerbehinderter« bei der Bewerbung angeben, ob er einen Schwerbehindertenstatus bzw. welchen GdB er hat. Tut er dies nicht, so kann das Arbeitsverhältnis vom Arbeitgeber gerichtlich angefochten und durch das Gericht aufgehoben werden.

7. *Mit welchem Grad (Höhe) der Schwerbehinderung kann ich rechnen?*

Im allgemeinen können Patienten mit einer bösartigen Darmerkrankung mit einem GdB von mindestens 50 rechnen, der jedoch nach einer bestimmten Zeit – meist fünf Jahre – überprüft wird und bei Verbesserung der körperlichen Leistungsfähigkeit entsprechend angepaßt wird. Bei Patienten mit künstlichem Darmausgang ist der GdB im allgemeinen höher, in der Regel liegt er bei etwa 80 %.

8. *Was muß ich tun, um einen Schwerbehindertenausweis zu erhalten?*

Sie sollten den Antrag möglichst bald beim zuständigen Versorgungsamt stellen. Die Bearbeitungsdauer erfordert durchschnittlich zwei bis sechs Monate.
Vordrucke für den Antrag können beim zuständigen Versorgungsamt (im Telefonbuch unter »V« oder unter »Stadtverwaltung« zu finden) angefordert werden. Zur Beschleunigung des Verfahrens können dem Antrag ärztliche Unterlagen beigefügt werden. Das Versorgungsamt fordert im allgemeinen zusätzliche Unterlagen von den angegebenen Ärzten, Krankenhäusern, Tumornachsorgekliniken und Trägern der Sozialversicherung an und erstellt auf dem Boden der mitgeteilten Befunde einen Feststellungsbescheid. Dieser Feststellungsbescheid enthält den Grad der Behinderung (GdB) und einen Hinweis auf möglicherweise zuerkannte »Merkzeichen«
Die Feststellung des Grades der Behinderung (GdB) ist nach Zehnergraden abgestuft und liegt zwischen 20 und 100. Die Einstufung wird also nicht etwa vom Hausarzt, sondern vom Versorgungsamt oder der versorgungsamtsärztlichen Untersuchungsstelle getroffen.
Natürlich kann der Grad der Behinderung im Verlauf der Zeit geändert werden, und zwar nach oben genauso wie nach unten. Bei einer Verschlechterung sollte unverzüglich ein Antrag erfolgen. Im allgemeinen gilt der Schwerbehindertenausweis für die Dauer von fünf Jahren. Die Gültigkeitsdauer kann dann auf Antrag nach erneuter Prüfung verlängert werden.
Übrigens haben nicht nur Deutsche, sondern auch die in Deutschland lebenden Ausländer und Staatenlosen Anspruch auf die im Schwerbehindertengesetz festgelegten Vergünstigungen.

9. Welche Behinderungen sind für das Merkzeichen »B« erforderlich?

Dieses Merkzeichen ist für diejenigen Schwerbehinderten gedacht, die wegen ihrer Behinderung zur Vermeidung von Gefahren für sich oder andere bei Benutzung öffentlicher Verkehrsmittel regelmäßig auf fremde Hilfe angewiesen sind. Hierzu gehören notwendige Hilfen beim Ein- und Aussteigen, während der Fahrt oder zum Ausgleich von Orientierungsstörungen.

10. Was ist unter dem Merkzeichen »aG« zu verstehen?

Dieses Merkzeichen ist bei Personen anzunehmen, die sich wegen der Schwere ihres Leidens dauernd nur mit fremder Hilfe oder nur mit großer Anstrengung außerhalb ihres Kraftfahrzeuges bewegen können (»außergewöhnlich gehbehindert«).
Natürlich gelten diese Kriterien nicht nur für die Folgen der Tumorerkrankung oder für Einschränkungen der Mobilität, sondern auch für Krankheiten des Herzens und der Atmungsorgane, wenn die Einschränkungen der Herzleistung oder der Lungenfunktion, jeweils für sich allein, einen GdB von wenigstens 80 bedingen.
Das Merkzeichen »aG« wird nicht automatisch gewährt. Zusätzlich zur Feststellung des GdB müssen Merkzeichen im Erst- oder Erweiterungsantrag gesondert beantragt werden, und die Beantragung muß durch entsprechende ärztliche Befunde begründet werden. Das Versorgungsamt kann sich vorbehalten, die Berechtigung zur Inanspruchnahme dieser Merkzeichen – ebenso wie die Höhe des beantragten GdB selbst – durch die zuständige versorgungsamtsärztliche Untersuchungsstelle überprüfen zu lassen. Die Fest-

stellung der Höhe des GdB und die Gewährung oder auch Nichtgewährung eines Merkzeichens hängt also von der Stellungnahme der Untersuchungsstelle ab.

11. *Aufgrund eines Unfalls hatte ich schon einen GdB von 40. Ich weiß, daß Krebspatienten allgemein ein GdB von mindestens 50 zugestanden wird. Addieren sich jetzt die GdBs?*

Nein, eine Addition der Einzelgrade ist nicht statthaft. Vielmehr sind die Auswirkungen in ihrer Gesamtheit und ihre wechselseitigen Beziehungen untereinander maßgebend. Diese können voneinander unabhängig sein und verschiedene Lebensbereiche betreffen. Natürlich können Sie als maximalen GdB auch nur 100 % erhalten. Im allgemeinen pflegt das Versorgungsamt die schwersten Behinderungen zugrundezulegen und der Reihe nach zu prüfen, ob und gegebenenfalls inwieweit die jeweilige Behinderung das Gesamtausmaß vergrößert. Geringwertige Gesundheitsstörungen mit einem GdB von 10 führen im allgemeinen nicht zu einer wesentlichen Zunahme der Gesamtbeeinträchtigung; auch dann nicht, wenn mehrere solcher geringwertigen Störungen nebeneinander bestehen. Bei leichten Behinderungen, entsprechend einem GdB von 20, ist ebenfalls vielfach eine Erhöhung des Gesamt-GdB nicht berechtigt.

12. *Werden die Fahrtkosten für Arztbesuche erstattet?*

Bei Fahrten zur ambulanten Behandlung trägt der Versicherte – im Gegensatz zu früher – die Fahrtkosten selber. Wenn allerdings die

Notwendigkeit der ambulanten Behandlung ärztlich geboten ist und wenn zudem die ambulant behandelnden Ärzte in einer schriftlichen Bescheinigung bestätigen, daß durch die ambulante Behandlung stationäre Aufenthalte vermieden werden, zumindest aber erheblich verkürzt werden, zahlt der Patient nur beim ersten Mal den Eigenbeitrag. Danach braucht er keine Zuzahlungen mehr zu entrichten. Grundsätzlich gilt, daß Versicherte, die unter die Härtefallregelung fallen (Sozial- und Überforderungsklausel), von der Zuzahlung von € 13,– ganz oder teilweise befreit sind.
Weitere Informationen rund um das Thema Fahrtkosten, Härtefallregelungen und viele andere Bereiche der gesetzlichen Krankenversicherung enthält die Broschüre: »Die gesetzliche Krankenversicherung«, die kostenlos beim Bundesministerium für Gesundheit, Broschürenstelle, 53108 Bonn, bestellt werden kann.

13. Wieviel muß ich zu den Arznei- und Verbandsmitteln dazu zahlen?

Die Höhe ändert sich von Jahr zu Jahr. Generell übernimmt die Krankenkasse die Kosten für ärztlich verordnete Arznei- und Verbandsmittel in voller Höhe abzüglich der gesetzlich zu leistenden Zuzahlungen (kleine Packung [N1] = € 4,–, mittlere Packung [N2] = € 4,50, große Packung [N3] = € 5,–) (Stand 2002).
Liegt der Verkaufspreis des Medikaments unter dem jeweiligen Zuzahlungsbetrag, muß der Versicherte natürlich nur den tatsächlichen Preis bezahlen. In medizinisch notwendigen Fällen kann der behandelnde Arzt ausnahmsweise Ernährungstherapeutika wie Elementardiäten (»Astronautenkost«) und Sondennahrung zu Lasten der gesetzlichen Krankenversicherung verordnen. Die Zuzahlung beträgt dann € 4,– je Verordnung.
Lassen Sie sich die von Ihnen geleisteten Zuzahlungen immer quittieren, denn sie sind in ihrer Gesamtheit nur bis zu einem bestimmten Eigenbetrag pro Jahr zu entrichten. Sie können von Ihrer Kran-

kenkasse ein Nachweisheft bekommen, in welches die jeweiligen Zuzahlungen dann von dem Apotheker, dem Krankengymnasten, dem Sanitätsfachhandel etc. eingetragen werden.
»Heilmittel« müssen vom Arzt »auf Kassenrezept« verschrieben werden. Zu den Heilmitteln gehören z.B. die Physiotherapie, wie Lymphdrainage, Fangopackungen, Krankengymnastik, Massagen, Ergotherapie etc. Die Zuzahlung hierfür beträgt ab Vollendung des 18. Lebensjahres 15 %, egal ob die Verabreichung in der Krankenhausambulanz, beim niedergelassenen Krankengymnasten oder in der Arztpraxis erfolgt.
Zu den zu erstattenden »Hilfsmitteln« gehören neben Rollstühlen und Prothesen auch Perücken, für die die gesetzlichen Krankenkassen in der Regel einen festgesetzten Betrag übernehmen. Bei besserer und teurerer Versorgung trägt der Versicherte den Differenzbetrag zwischen Festbetrag und tatsächlichen Anschaffungskosten. Grundsätzlich gilt, daß die Krankenkassen jedem Patienten eine seinen persönlichen Bedürfnissen entsprechende Versorgung finanzieren. Bei Bandagen, Einlagen und Hilfsmitteln muß eine Zuzahlung von 20 % geleistet werden.
Sie sollten sich vor dem Erwerb dieser Hilfsmittel bei Ihrer Krankenkasse erkundigen, welchen Eigenbetrag Sie zu leisten haben. Leider machen insbesondere die privaten Krankenkassen immer wieder Schwierigkeiten bei der Kostenrückerstattung.

14. *Die von mir zu zahlenden Zuzahlungen bei Medikamenten sind erheblich und belasten meine stark eingeschränkten Finanzen in ungebührlicher Weise. Welche Möglichkeiten der Kostenbefreiung gibt es?*

Um die Versicherten vor finanziellen Überforderungen zu bewahren, sieht das Gesetz Möglichkeiten für eine vollständige oder teilweise Befreiung von Zuzahlungen vor:

Eine vollständige Befreiung mit Ausnahme der Zuzahlungen für den Krankenhausaufenthalt erfolgt, wenn der Versicherte folgende sogenannte »Entgeldersatzleistungen« erhält:

- Sozialhilfe,
- Arbeitslosenhilfe,
- Geld aus der Kasse der Kriegsopferfürsorge,
- Ausbildungsförderung,
- eine Arbeits- und Berufsförderung für Behinderte,
- Hilfen von der Bundesanstalt für Arbeit zur individuellen Förderung der beruflichen Ausbildung oder
- wenn eine unzumutbare finanzielle Belastung vorliegt (Härtefallregelung).

15. Die Krankheitskosten übersteigen bei mir bei weitem die zumutbare Eigenbeteiligung pro Jahr, da ich lediglich Krankengeld beziehe. Dennoch muß ich bei der Apotheke ständig in Vorlage treten, obwohl die Krankenkasse mir erst Ende des Jahres die Mehrkosten rückerstatten muß.

Daß Patienten erst ein Jahr Belege sammeln müssen, um von der Zuzahlung befreit zu werden, ist tatsächlich für viele Krebspatienten unzumutbar. Sie sollten bei Ihrer Krankenkasse einen Antrag auf Erlassung des Eigenbeitrags stellen. Dies können Sie auch schon dann tun, wenn Ihr Eigenbeitrag für das laufende Jahr noch nicht ausgeschöpft ist. Sie können dann mit der Krankenkasse vereinbaren, den noch anstehenden Restbeitrag vorab in einer Summe oder in Raten zu bezahlen. Für den Rest des Jahres sind Sie dann von weiteren Zuzahlungen befreit. Lassen Sie sich dazu von der Krankenkasse eine entsprechende Bescheinigung ausstellen.

Der Sozialarbeiter, die Mitarbeiter von Wohlfahrtsverbänden, aber auch die zuständigen Kundenbetreuer bei Ihrer Krankenkasse helfen Ihnen bei der Antragstellung.
Übrigens kann in besonderen finanziellen Notlagen die Deutsche Krebshilfe mit einer einmaligen Überbrückungshilfe einspringen. Auch gibt es für besondere Notfälle einen Sonderfond aus den Mitteln des Bundespräsidenten.

16. *Ab wann liegt eine »unzumutbare finanzielle Belastung« vor?*

Die Höhe der zumutbaren finanziellen Belastung für eine vollständige oder teilweise Befreiung ändert sich beinahe jährlich. So lag 2002 eine unzumutbare Belastung vor, wenn die monatlichen Nettoeinnahmen einer alleinstehenden Person unter € 938,– lagen. Bei einem Ehepaar ohne Kinder betrug die Grenze im gleichen Jahr € 1289,–, bei einem Ehepaar mit einem Kind € 1524,–. Für jeden weiteren Angehörigen kommen € 234,50 hinzu. Die Höhe der für Sie zumutbaren finanziellen Belastung können Sie sich bei Ihrer Krankenkasse oder auch beim Sozialamt ausrechnen lassen.
Eine teilweise Befreiung von vielen Zuzahlungen und Eigenbeteiligungen ist dann möglich, wenn die durch die Krankheit bedingten Kosten (auf das Jahr verteilt) einen bestimmten Grenzbetrag überschreiten. Diese »zumutbare Eigenbeteiligung« ist auf höchstens 2 % der Bruttoeinnahmen begrenzt (bzw. 1 % für chronisch Kranke) abzüglich bestimmter Freibeträge für mitversicherte Familienangehörige.
Für chronisch Kranke wurde eine Sonderregelung geschaffen. Wer mindestens ein Kalenderjahr lang hohe Zuzahlungen leisten mußte, deshalb in der Vergangenheit die persönliche Belastungsgrenze erreicht oder überschritten hat und außerdem bereits mindestens

ein Jahr wegen ein und derselben Krankheit in Dauerbehandlung ist, muß im Folgejahr nur noch 1% der jährlichen Bruttoeinnahmen für Zuzahlungen oder Eigenbeteiligungen – auch für andere Erkrankungen oder für Erkrankungen anderer Familienangehöriger – aufwenden.
Eine ausführliche Tabelle mit den nach Einkommen gestaffelten zumutbaren Eigenbelastungen sollten Sie bei Ihrem Sozialarbeiter – z.B. in der Rehaklinik – oder bei Ihrer Krankenkasse anfordern.
Für chronisch Kranke, die in ständiger ambulanter Behandlung sind, z.B. aufgrund von Bestrahlung, Chemotherapie oder Dialyse, kann die Belastungsgrenze schon sehr frühzeitig erreicht sein. Aus diesem Grunde ist es erforderlich, daß sich diese Versicherten umgehend mit ihrer Krankenversicherung in Verbindung setzen, um sich gegebenenfalls für den Rest des Jahres von weiteren Zuzahlungen befreien zu lassen.
Ausführlichere Informationen und Ratschläge in bezug auf Härtefond, Härtefallregelungen und -hilfen können Sie über die Deutsche Krebshilfe erhalten (Telefon 0228/72990-94)

17. *Die Krebsbehandlung hat meine sämtlichen Planungen über den Haufen geworfen, so auch meine Finanzen. Ich weiß nicht, wie ich meinen finanziellen Verpflichtungen nachkommen soll.*

Wenn Sie finanzielle Verpflichtungen haben, wie z.B. Ratenzahlungen oder Versicherungsprämien, so sollten Sie sich mit dem entsprechenden Gläubiger in Verbindung setzen. Er wird sich häufig – und muß es im übrigen auch in der Regel – mit einer »Umschuldung« zufriedengeben.
Möglicherweise sollten Sie auch Sozialhilfe beantragen. Hierfür empfiehlt es sich, einen Antrag beim Sozialamt zu stellen, nachdem Sie entsprechende Auskunft und Beratung beim Sozialamt, bei den

Wohlfahrtsverbänden oder zum Beispiel auch bei den Selbsthilfegruppen eingeholt haben.
Grundsätzlich soll die Sozialhilfe dann einsetzen, wenn alle anderen zur Hilfe Verpflichteten ihrer Pflicht nicht nachkommen. Dazu gehören auch Kinder gegenüber ihren Eltern und Ehepartner untereinander. Letzteres kann auch nach einer Scheidung der Fall sein.
Im allgemeinen braucht die Sozialhilfe nicht zurückgezahlt zu werden. Hiervon gibt es jedoch Ausnahmen: So können zum Beispiel Geldleistungen vom Sozialamt auch als Darlehen gewährt werden. Dies geschieht vor allem dann, wenn es sich nur um eine vorübergehende Notlage (bis zu sechs Monaten) handelt. Sollte sich dann herausstellen, daß die Notsituation andauert, kann das Sozialamt auf die Rückzahlung des Darlehens verzichten. Eine Leistung als Darlehen kommt zum Beispiel in Betracht, wenn von einer Verwertung des Vermögens deswegen abgesehen wird, weil sie unwirtschaftlich wäre.
Wenn ich sage, daß Sozialhilfe nicht zurückgezahlt werden muß, so heißt das nicht, daß Sozialhilfe gegebenenfalls verrechnet werden kann: so z.B. mit Rentennachzahlungen oder Unterhaltsleistungen. Wer ein halbes Jahr auf seine Rente oder auf die Unterhaltszahlungen des geschiedenen Ehepartners warten muß, in dieser Zeit Hilfe vom Sozialamt bekommt und dann nach diesem halben Jahr von der Rentenanstalt bzw. vom unterhaltspflichtigen Geschiedenen eine entsprechende Nachzahlung erhält, muß diese Nachzahlung natürlich mit der Sozialhilfe verrechnen. Sonst würde er ja für dieses halbe Jahr sowohl Rente oder Unterhalt als auch Sozialhilfe beziehen.

18. Ich wurde vor einem Jahr an einem Dickdarmkarzinom (T_3 N_1 M_0) operiert. Der Operateur bestätigte mir in dem Entlassungsbrief schriftlich, daß er den Tumor vollständig entfernte.
Mein Arzt ist sehr optimistisch. Dennoch weigert sich die Versicherungsgesellschaft, eine Lebensversicherung mit mir abzuschließen, die ich zur Absicherung eines Hypothekenkredites für den Hausbau dringend brauche.

Die meisten Lebensversicherungsgesellschaften nehmen nur geheilte Krebspatienten auf. Sie akzeptieren im allgemeinen für den Vertragsabschluß die klinischen Befunde, die im Rahmen der Nachsorgeuntersuchungen erhoben werden.
Darüber hinaus unterscheiden die Versicherungen unterschiedliche Risikoklassen, die sich vorrangig nach der Lebenserwartung (Prognose) richten. Sie bedingen unterschiedliche Wartezeiten, d.h., daß trotz regelmäßiger Prämienzahlungen die Versicherungssumme im Schadensfall erst nach einer mehr oder minder langen Wartezeit bezahlt wird.
Selbst dann, wenn das Karzinom nur auf die Schleimhaut ($T_1N_0M_0$) begrenzt gewesen wäre, hätte die Versicherung eine Zurückstellung für zwei Jahre ab dem Zeitpunkt der Operation verlangt. Je nach Risikozuschlag oder Staffelung hätte die Zurückstellung dann sieben bis zehn Jahre gedauert. Auch nach dieser Zeit hätte der Risikozuschlag zwischen zehn und zwanzig Promille der Versicherungssumme betragen. Bei einem Ausbreitungsstadium von $T_3N_1M_0$, also einem Stadium Dukes D, lehnen die Versicherungen im allgemeinen eine Lebensversicherung ab. Sie haben zu große Angst vor einem Rückfall, obwohl in Ihrem Fall der Optimismus sicherlich berechtigt ist.

19. *Wie und wo bekomme ich Kontakt zu Selbsthilfegruppen?*

Sprechen Sie Ihren Arzt bzw. den Sozialarbeiter an. Sie können den Kontakt zu einer Selbsthilfegruppe in Ihrer Region vermitteln. Eine weitere Möglichkeit ist eine Anfrage (auch telefonisch) beim Krebsinformationsdienst oder bei der Deutschen Krebshilfe (Adressen im Anhang). Letztere verfügt über alle aktuellen Adressen von Selbsthilfegruppen in Deutschland. Sie ist auch bei der Einrichtung neuer lokaler und regionaler Selbsthilfeorganisationen behilflich.

14 Welche Konsequenzen ergeben sich für meine berufliche Tätigkeit?

Fragen zu Beruf und Rente

1. Gibt es Kriterien, die auf eine mögliche berufliche Ursache der Darmkrebserkrankung hinweisen könnten?

Im Gegensatz zu anderen Krebserkrankungen kennt man beim Darmkrebs keine beruflich bedingten Schadstoffe, die für diese Erkrankung verantwortlich gemacht werden könnten.

2. Könnte sich die Wiederaufnahme meiner beruflichen Tätigkeit negativ auf das Risiko meiner Krebswiedererkrankung auswirken?

Es gibt keinerlei Hinweise dafür, daß Arbeit das Wiedererkrankungsrisiko beeinflussen könnte. Hingegen gibt es viele Hinweise dafür, daß eine vorzeitige Berentung und Invalidität eine Minderung Ihrer Leistungsqualität bedeutet. Die Arbeit bewahrt vor der Gefahr der Isolierung, sie bietet manchem die einzige Möglichkeit

sozialer Kontakte und verschafft schließlich auch Selbstbestätigung.
Allein die Tatsache, Krebs gehabt zu haben, stellt keinen Grund für berufliche Untätigkeit dar.

3. *Werde ich trotz der Krebserkrankung wieder arbeiten können?*

Wenn der Tumor vollständig entfernt wurde, keinerlei Zeichen für Tumoraktivität vorliegen und die Wunde gut verheilt ist, bestehen so gut wie keine Hinderungsgründe. Gewisse Einschränkungen bestehen für diejenigen, die körperlich schwere Arbeiten verrichten, bei denen die Bauchmuskulatur stark belastet wird. Solche Tätigkeiten sollten vermieden werden, damit es nicht zu einem Bauchwandbruch kommt.
Während der 6 bis 12 Monate dauernden Phase der adjuvanten Chemotherapie sind körperlich schwere und mittelschwere Tätigkeiten nicht zumutbar. Ob körperlich leichte Tätigkeiten in dieser Zeit möglich sind, muß von Fall zu Fall unterschiedlich entschieden werden, da nicht nur die Wahl der Zytostatika sowie deren Dosierung, sondern auch die Verträglichkeit individuell sehr unterschiedlich sein können.
Grundsätzlich spricht nichts gegen die Wiederaufnahme der ehemaligen beruflichen Tätigkeit ein bis zwei Monate nach Abschluß der Chemotherapie, wobei bei zögerlicher Erholung eine stufenweise Aufnahme der Arbeit je nach körperlicher und psychischer Belastung in Betracht gezogen werden sollte.
Erfahrungsgemäß ist bei Patienten mit Enddarmkrebs mit einer längeren Erholungszeit bzw. Arbeitsunfähigkeit nach der Operation zu rechnen als bei Patienten, die wegen eines Dickdarmkrebses operiert wurden. Die nach der Operation häufig auftretenden Harn- und Stuhlinkontinenzbeschwerden sind hierfür verantwort-

lich, ein anderer Grund ist die sich häufig anschließende Strahlentherapie.
Sie sollten den Aufenthalt in der Tumornachsorgeklinik dazu nutzen, Ihre berufliche Situation zu überdenken und mit den dortigen Fachkräften zu besprechen. Die in der Rehabilitationsklinik tätigen Ärzte und Sozialarbeiter werden mit Ihnen gemeinsam überlegen, ob Sie Ihren bisherigen Beruf weiter ausüben können und sollten. Sie werden möglicherweise notwendige Hilfen für Sie in die Wege leiten oder dafür sorgen, daß der Rentenantrag zügig bearbeitet wird.

4. *Wie lange zahlt mein Arbeitgeber das Gehalt weiter? Wann und wie lange wird Krankengeld gewährt?*

Der Arbeitgeber zahlt bei Krankheit mindestens sechs Wochen den Lohn bzw. das Gehalt weiter. Nach dieser Zeit zahlt die gesetzliche Krankenkasse 70 % des entgangenen regelmäßigen Arbeitsentgelts bis zu maximal 78 Wochen innerhalb von drei Jahren, gerechnet vom Tag der Arbeitsunfähigkeit an.
Seit dem Gesundheitsreformgesetz (GRG) 1989 ist eine erneute Zahlung von Krankengeld nach Ablauf von drei Jahren wegen derselben Krankheit nur möglich, wenn der Versicherte zwischendurch sechs Monate nicht wegen dieser Krankheit arbeitsunfähig war und wenn er arbeitstätig oder arbeitssuchend gemeldet war. Tritt während der Arbeitsunfähigkeit eine weitere Krankheit hinzu, so wird die Leistungsdauer nicht verlängert.
Bei Privatversicherten ist das Krankengeld bzw. die Lohnfortzahlung vom individuellen Vertrag abhängig.
Nach Ablauf von drei Jahren lebt der Anspruch auf Krankengeld wieder auf, wenn bei Beginn des neuen Drei-Jahres-Zeitraumes eine Versicherung mit Anspruch auf Krankengeld besteht und der

Versicherte in der Zwischenzeit mindestens 6 Monate wegen derselben Krankheit nicht arbeitsunfähig war und er mindestens sechs Monate einer Erwerbstätigkeit nachgegangen ist bzw. der Arbeitsvermittlung zur Verfügung gestanden hat.
Ist ein Versicherter, der Krankengeld bezieht, aufgrund eines ärztlichen Gutachtens als erwerbsunfähig anzusehen, kann ihm die Krankenkasse eine Zehn-Wochen-Frist setzen. Dies bedeutet, daß er innerhalb dieser Frist einen Antrag auf medizinische Maßnahmen zur Rehabilitation stellen muß, damit der Anspruch auf Krankengeld nicht entfällt. Wird der Antrag nicht gestellt, fällt das Krankengeld nach Ablauf der Zehn-Wochen-Frist weg; ist das Beschäftigungsverhältnis gelöst, so endet mit diesem Zeitpunkt auch die Mitgliedschaft. Bei späterer Antragstellung lebt der Anspruch auf Krankengeld, nicht jedoch die Versicherung wieder auf.
Für Beamte gelten insofern andere Regelungen, als die Dienstbezüge in voller Höhe und zeitlich unbefristet weitergezahlt werden. Wenn längerfristig eine Dienstunfähigkeit zu erwarten ist, wird man allerdings in der Regel in den Ruhestand versetzt; man bekommt also eine Pension.

5. *Kann mir mein Arbeitgeber kündigen, obwohl ich Schwerbehinderter bin?*

Anerkannt Schwerbehinderte sind gegen Kündigung besonders geschützt. Der Arbeitgeber muß vor dem Aussprechen der Kündigung die Zustimmung bei der Hauptfürsorgestelle beantragen.
Das bedeutet jedoch nicht, daß Ihnen als »gesetzlich anerkanntem Schwerbehinderten« nicht gekündigt werden kann. Die Kündigung ist lediglich nicht so leicht vollziehbar, da die Mitarbeiter der Hauptfürsorgestellen die vom Arbeitgeber angegebenen Kündigungsgründe genau und kritisch überprüfen. Bei dieser Überprüfung werden die Interessen des Arbeitgebers und die des Arbeit-

nehmers gegeneinander abgewogen. Die Mitarbeiter der Hauptfürsorgestellen werden jedoch einem Kündigungsantrag von kleineren Betrieben möglicherweise eher zustimmen als einem Kündigungsantrag eines Großunternehmens. Dies gilt vor allem dann, wenn ein kleinerer Betrieb nachweisen kann, daß seine wirtschaftliche Situation und seine Ertragslage durch die Weiterbeschäftigung eines anerkannt Schwerbehinderten dauerhaft gefährdet werden würde.
Bei einer Weiterbeschäftigung im gleichen Betrieb, aber auf einem anderen Arbeitsplatz (»Umsetzung«) ist zu beachten, daß es keinen Berufsschutz mehr gibt. Einbußen bei der Art der Arbeit und beim Einkommen müssen also bis zu einem bestimmten Prozentsatz des bisherigen Nettoentgelts hingenommen werden, wenn man nicht arbeitslos werden möchte.

6. *Ich bin mir nicht sicher, ob ich tatsächlich einen vollen Arbeitstag durchstehen kann. Ich bin von der Operation noch sehr geschwächt!*

Um Menschen nach einer schweren Erkrankung den Einstieg in ihren alten Arbeitsplatz zu erleichtern, gibt es die Möglichkeit der stufenweisen Wiedereingliederung.
Hierunter ist zu verstehen, daß mit dem Arbeitgeber für eine bestimmte Zeit eine bestimmte Arbeitszeit (z.B. 3 oder 5 Stunden täglich) vereinbart wird. Danach steigert sich die Arbeitszeit langsam bis zur vollen Wiedereingliederung ins Arbeitsleben.
Die Dauer der Leistung ist abhängig von der Dauer des Krankengeldbezugs. In der Zeit der stufenweisen Belastung (auch Hamburger Modell genannt) bleiben Sie offiziell krankgeschrieben. Dies ist insoweit von Bedeutung, als Sie maximal ja nur 78 Wochen Krankengeld beziehen dürfen und danach ausgesteuert werden.
Lassen Sie sich von dem Sozialarbeiter bzw. Berufsberater in der Rehabilitationsklinik beraten, ob andere Möglichkeiten günstiger

für Sie sind, z.B. die Verrechnung Ihres Urlaubs: einen halben Tag Urlaub, einen halben Tag arbeiten. Dies hat den Vorteil, daß Sie den vollen Lohn bekommen.

7. Was ist unter einer stufenweisen Wiederaufnahme der Arbeit zu verstehen?

Nach einer längeren Krankheitsphase sind viele Patienten häufig geistig und körperlich noch nicht voll belastbar. Für sie kommt die Möglichkeit einer stufenweisen Wiederaufnahme der Arbeit (Hamburger Modell) in Frage. Die Wiederaufnahme der Arbeit kann zum Beispiel in der Art erfolgen, daß Sie zuerst 2–3 Stunden täglich arbeiten, dann nach einiger Zeit 4–6 Stunden, dann 6–8 Stunden und schließlich Ihre Arbeit wieder vollschichtig aufnehmen. Während dieser Zeit erhalten Sie Krankengeld, das von der Krankenkasse bezahlt wird. Primär geht es bei dieser Maßnahme um eine Arbeitserprobung. Dem Arbeitgeber entstehen während dieser Zeit, in der er Ihre Arbeitskraft nicht vollständig in Anspruch nehmen kann, keine Kosten.

8. Was passiert, wenn ich kein Krankengeld mehr erhalte?

Steht das Ende des Krankengeldbezugs, also die sogenannte Aussteuerung bevor, so müssen Sie einen Rentenantrag stellen oder Arbeitslosengeld beantragen!
Ihre Krankenversicherung wird Sie ca. 6 bis 9 Wochen vor der bevorstehenden »Aussteuerung« hierüber informieren. Dann muß übrigens, bei bestehender Arbeitsunfähigkeit, dafür gesorgt wer-

den, daß weiterhin Krankenversicherungsschutz besteht. Dies kann auf dreierlei Weise erfolgen:

1. durch freiwillige Weiterversicherung,
2. durch Familienversicherung,
3. indem Sie Arbeitslosengeld nach § 125 SGB III beantragen. Wichtig: Sie behalten Ihren Arbeitsplatz (nicht kündigen), sind aber nach der Aussteuerung nicht auf Erspartes oder auf Sozialhilfe angewiesen und weiter pflichtversichert in der gesetzlichen Kranken- und Rentenversicherung.

9. *Wer erhält Arbeitslosengeld?*

Arbeitslosengeld erhält:

- wer arbeitslos ist (auch wer weniger als 15 Stunden wöchentlich gearbeitet hat) und sich persönlich beim Arbeitsamt als Arbeitssuchender gemeldet und Arbeitslosengeld beantragt hat.
- wer den Vermittlungsbemühungen des Arbeitsamts zur Verfügung steht und Eigenbemühungen bei der Beschäftigungssuche nachweist.
- wer die Anwartschaft erfüllt, d.h., wer innerhalb der letzten drei Jahre vor Arbeitslosmeldung 360 Kalendertage (Saisonarbeiter 180 Kalendertage) versicherungspflichtig beschäftigt war.

Unter diesen Voraussetzungen hat auch ein dauernd leistungsgeminderter Arbeitsloser Anspruch auf Arbeitslosengeld, wenn der Träger der Rentenversicherung noch nicht festgestellt hat, ob Berufs- oder Erwerbsunfähigkeit vorliegt.
Die Anspruchsdauer von Arbeitslosengeld ist befristet und abhängig davon, wie lange in einer Rahmenfrist von sieben Jahren Versicherungspflicht bei der Bundesanstalt für Arbeit bestanden hat.

10. *Ab wann bezieht man Arbeitslosenhilfe?*

Wenn der Anspruch auf Arbeitslosengeld ausgeschöpft ist oder – seltener – der Arbeitslose nur die Vorfrist erfüllt (in den letzten 12 Monaten mindestens fünf Monate versicherungspflichtige Beschäftigung), erhält er bei Bedürftigkeit Arbeitslosenhilfe. Dies setzt die Prüfung aller Arten von Einkommen und verwertbarem Vermögen des Arbeitslosen, seines Ehe- bzw. Lebenspartners sowie bei Minderjährigen des Einkommens der Eltern voraus.
Die Arbeitslosenhilfe ist unbefristet und wird jeweils für längstens ein Jahr bewilligt.

11. *Welche berufsfördernden Leistungen gibt es?*

Mit Hilfe berufsfördernder Leistungen sollen die Voraussetzungen dafür geschaffen werden, daß Behinderte wieder eine versicherungspflichtige Erwerbstätigkeit ausüben können. Grundsätzlich gilt auch für diese beruflichen Hilfen, daß sie nur auf Antrag gewährt werden.
Bei der Auswahl von berufsfördernden Leistungen sollen die persönlichen Neigungen, Eignungen, die bisherige Berufstätigkeit, das Alter und die körperliche und seelische Konstitution angemessen berücksichtigt werden. Die jeweiligen Fachdienste (Arzt, Psychologe, technischer Berater) werden bei der Beratung beteiligt. Ebenso wird geklärt, wer der für die berufliche Rehabilitation zuständige Kostenträger ist. Neben der Bundesanstalt für Arbeit können dies die Rentenversicherungsträger, die Berufsgenossenschaften oder der Sozialhilfeträger – Landeswohlfahrtsverband – sein. In der Regel ist es derjenige Kostenträger, der für Sie finanziell aufkommen muß, falls Sie dauerhaft aus dem Arbeitsprozeß ausscheiden (bzw. in dessen Kasse Sie bei beruflicher Untätigkeit nicht mehr einzahlen).

Zu den berufsfördernden Maßnahmen gehören *erstens* insbesondere sogenannte Leistungen zum Erhalt des Arbeitsplatzes sowie Leistungen zur Förderung einer Arbeitsaufnahme. Hierunter fallen auch Zuschüsse an den Arbeitgeber wie z.B. die Kostenübernahme für eine befristete Probebeschäftigung. Einarbeitungszuschüsse werden denjenigen gewährt, die in ihrer bisherigen beruflichen Tätigkeit in einem ungelernten oder angelernten Beschäftigungsverhältnis gearbeitet haben. Dem Arbeitgeber können die Kosten für technische Arbeitshilfen zur Einrichtung eines behindertengerechten Arbeitsplatzes erstattet werden. Für die Einstellung anerkannter, arbeitslos gemeldeter Schwerbehinderter kann das Arbeitsamt in Einzelfällen auch Zuschüsse zum Arbeitsentgelt gewähren.
Außerdem kann Ihnen ein Zuschuß zu den Anschaffungskosten eines behindertengerechten Autos gewährt werden, wenn Sie wegen der Art und Schwere Ihrer Behinderung für die Fahrt zwischen Wohnung und Arbeitsstelle auf ein eigenes Fahrzeug angewiesen sind.
Zu den Möglichkeiten berufsfördernder Leistungen gehören *zweitens* auch Förderungsprogramme zur Auffrischung schulischer Grundkenntnisse, zum Schließen von Wissenslücken sowie die Vermittlung berufsspezifischen Grundwissens. Die im Zusammenhang mit der Teilnahme an beruflichen Bildungsmaßnahmen entstehenden Kosten wie Lehrgangsgebühren, Fahrtkosten, Kosten für den Lebensunterhalt und Übergangsgeld (je nach persönlichen Voraussetzungen 63, 68 oder 75% des letzten Nettoverdienstes) werden – z.T. im Rahmen bestimmter Höchstbeträge – übernommen. Gerade diese Hilfen kommen für viele Darmkrebspatienten in Frage, die sich wegen der langen Krankheit nicht weiterbilden konnten bzw. einen Fortbildungsbedarf haben, um einen behindertengerechten Arbeitsplatz zu erhalten.
Ansprüche bestehen allerdings nur, wenn der Versicherte innerhalb der letzten Jahre vor Beginn der Erkrankung mindestens 12 Monate in einem versicherungspflichtigen Beschäftigungsverhältnis stand und er die Voraussetzungen für einen Anspruch auf Arbeitslosengeld oder Arbeitslosenhilfe (letztere im Anschluß an den Be-

zug von Arbeitslosengeld) erfüllt und solche Leistungen beantragt hat.
Als *dritte Möglichkeit* der beruflichen Rehabilitation ist die berufliche Anpassung, Fortbildung, Ausbildung und Umschulung einschließlich eines zur Inanspruchnahme dieser Leistungen erforderlichen (Schul-)Abschlusses zu nennen.

12. *Wer hat Anspruch auf berufliche Rehabilitationsleistungen der Rentenversicherung? Welche Leistungen kommen in Frage?*

Die Rentenversicherung zahlt berufliche Rehabilitationsmaßnahmen nur für Patienten im Erwerbsleben unter bestimmten Bedingungen.
Einen Anspruch auf berufsfördernde Rehabilitationsleistungen haben Versicherte:

- die die Wartezeit von 15 Jahren erfüllt haben oder
- die eine Rente wegen verminderter Erwerbsfähigkeit beziehen oder
- die ohne berufliche Rehaleistungen eine Rente wegen verminderter Erwerbsfähigkeit bekämen oder
- die eine solche Leistung im Anschluß an eine medizinische Rehaleistung benötigen, um die Rehamaßnahme insgesamt zu einem erfolgreichen Abschluß zu bringen.

Zum Angebot berufsfördernder Rehaleistungen gehören u.a. Zuschüsse an die Arbeitgeber für die

- Schaffung eines geeigneten Arbeitsplatzes,
- Berufsvorbereitung,
- berufliche Anpassung, Fortbildung oder Ausbildung,
- Umschulung auf einen neuen Beruf,
- Zuschuß zu den Kosten für einen notwendigen Umzug.

13. Mein Arzt rät mir dazu, die Rente einzureichen. Wieviel Geld kann ich erwarten?

Dies hängt von vielen Faktoren ab, so unter anderem vom beitragspflichtigen Einkommen des einzelnen Versicherten. Übrigens soll die Berufsunfähigkeitsrente abgeschafft und die Erwerbsunfähigkeitsrente im Regelfall auf drei Jahre befristet werden. Natürlich kann sie danach verlängert werden. Ist der Versicherte in der Lage, am Tage noch drei bis sechs Stunden zu arbeiten, so gibt es für ihn in Zukunft nur noch eine Teilrente. Auch wird die Anrechnung von Einkommen neu geregelt.
Wer vor dem 63. Lebensjahr berentet wird, muß entsprechende Abschläge in Kauf nehmen.
Natürlich spielt auch die Entwicklung der Löhne, der Steuern und der Abgaben bei der Berechnung der Rentenhöhe eine Rolle.

14. Was ist unter einer »Rente auf Zeit« zu verstehen?

Wenn Aussicht besteht, daß die Erwerbsminderung z. B. durch Rehabilitationsmaßnahmen in absehbarer Zeit behoben werden kann, kann der Rentenversicherungsträger die Rente befristet auf Zeit gewähren. Eine Rente auf Zeit kann wiederholt gewährt werden, allerdings nicht über die Dauer von sechs Jahren hinaus. Die Befristung wird im Rentenbescheid festgesetzt. Dazu bedarf es eines Entziehungsbescheides. Der Antrag auf Weitergewährung sollte möglichst frühzeitig vor Ablauf gestellt werden.
Eine Rente auf unbestimmte Zeit – eine Dauerrente – ist dann zu zahlen, wenn der Versicherte innerhalb von zwei Jahren nach dem Rentenbeginn 60 wird. Eine Rente auf Zeit gilt also nur vor dem 60. Lebensjahr.

15. Ich wurde von meiner Krankenkasse dazu aufgefordert, einen Antrag auf Maßnahmen zur medizinischen Rehabilitation beim Rentenversicherungsträger zu stellen. Muß ich dieser Aufforderung Folge leisten? Welche Konsequenzen hat dieser Antrag?

Im allgemeinen erhalten Sie eine derartige Aufforderung wenige Monate vor Ablauf der 78-Wochen-Frist. Sie müssen dieser Aufforderung innerhalb von 10 Wochen Folge leisten, da sonst die Kasse berechtigt ist, das Krankengeld ruhen zu lassen.
Der ärztliche Dienst des Rentenversicherungsträgers prüft nach Eingehen des Antrags, ob eine Rehabilitationsmaßnahme angezeigt ist. Kommt er zu diesem Schluß, wird er Ihnen einen mindestens dreiwöchigen stationären Aufenthalt in einer geeigneten Rehabilitationsklinik empfehlen. Diese Klinik hat nach Ihrem Aufenthalt eine sozialmedizinische Stellungnahme zu Ihrer beruflichen Einsatzfähigkeit abzugeben.
Sind Sie nach Auffassung des Rentenversicherungsträgers nicht rehabilitationsfähig oder ist nach seiner Auffassung keine Besserung durch eine medizinische Rehabilitationsmaßnahme zu erwarten, kann der Rentenversicherungsträger Ihren Antrag auf Maßnahmen zur medizinischen Rehabilitation in einen Antrag auf Rente umdeuten. Sollte dies der Fall sein, lassen Sie sich ausführlich von Ihrer Krankenkasse und dem Rentenversicherungsträger beraten.
Sofern Sie von sich aus einen Antrag auf Maßnahmen zur medizinischen Rehabilitation stellen wollen, müssen Sie nicht warten, bis die Krankenkasse Sie dazu auffordert. Sie können dies selbstverständlich auch von sich aus tun. Wenden Sie sich dazu an einen Rehabilitationsberater bei Ihrer Krankenkasse.

16. Was kann ich machen, wenn mein Antrag auf Maßnahmen zur medizinischen Rehabilitation ohne meine Zustimmung in einen Rentenantrag umgedeutet wird oder wenn mein Antrag auf Rente wegen verminderter Erwerbsfähigkeit abgelehnt wird?

Bekommen Sie einen Ablehnungsbescheid, haben Sie die Möglichkeit, innerhalb eines Monats nach Zustellung des Bescheides Widerspruch einzulegen. Es ist ratsam, gleichzeitig Akteneinsicht zu beantragen und erst nach Einsicht die Begründung an den Rentenversicherungsträger nachzureichen. Sie können die Akten z.B. an einen Arzt Ihres Vertrauens oder an den VdK (Verband der Kriegsopfer) schicken lassen.
Nach erneuter Prüfung (Aktenlage oder erneute medizinische Untersuchung durch einen Vertrauensarzt) bekommen Sie einen zweiten Bescheid. Ist dieser wieder ablehnend formuliert, bleibt nur noch die Möglichkeit, beim Sozialgericht zu klagen. Auch in diesem Fall kann Ihnen der VdK behilflich sein, etwa, indem er Ihnen einen geeigneten Anwalt empfiehlt.

17. Welche Mindestvoraussetzungen müssen erfüllt sein, um überhaupt in den Genuß der Rente zu kommen?

Voraussetzung für eine Rentenzahlung ist zunächst eine Mindestversicherungszeit (Wartezeit) von 60 Kalendermonaten (5 Jahren). Versicherungszeiten sind hauptsächlich Beitragszeiten (Pflichtbeiträge oder freiwillige Beiträge) und Kindererziehungszeiten.
Ferner muß der Versicherte zuletzt vor Eintritt der Berufsunfähigkeit oder Erwerbsunfähigkeit eine versicherungspflichtige Beschäf-

tigung oder Tätigkeit ausgeübt haben. Das ist der Fall, wenn in den letzten 60 Kalendermonaten vor Eintritt der Berufsunfähigkeit oder Erwerbsunfähigkeit mindestens 36 Pflichtbeiträge entrichtet wurden. War der Versicherte in den letzten fünf Jahren krank oder arbeitslos, dann verlängert sich der Zeitraum von 60 Kalendermonaten – bei Einführung weiterer Voraussetzungen – um diese Zeiten.
Wichtig für die Rentenzahlung ist eine rechtzeitige Antragstellung. Wird der Antrag nicht innerhalb von drei Monaten nach Eintritt der Berufs- oder Erwerbsunfähigkeit gestellt, beginnt die Rente erst mit dem Tag der Antragstellung.

18. *Ich habe gehört, daß man ab einem bestimmten Alter die tarifliche Arbeitszeit halbieren kann, ohne deswegen wesentliche finanzielle Einbußen zu haben. Angeblich sei dies dank dem Altersteilzeitgesetz möglich. Was besagt dieses neue Gesetz im einzelnen?*

Altersteilzeit heißt: Arbeitnehmer können ihre tarifliche Arbeitszeit halbieren. Wann dies geschieht, kann der Arbeitnehmer frei mit dem Arbeitgeber vereinbaren. Es können unterschiedliche wöchentliche Arbeitszeiten oder eine unterschiedliche Verteilung der wöchentlichen Arbeitszeit vereinbart werden. Halbtagsarbeit ist also ebenso möglich wie z.B. der Wechsel zwischen einer Woche Ganztagsarbeit und einer Woche Freizeit. Das neue Gesetz räumt sogar die Möglichkeit ein, Arbeit und Freistellung innerhalb eines Zeitraumes von bis zu drei Jahren aufzuteilen. Beispiel: Der Arbeitnehmer arbeitet zunächst anderthalb Jahre voll weiter, die nächsten anderthalb Jahre ist er von der Arbeit ganz freigestellt.
Tarifverträge, in bestimmten Fällen auch Betriebs- oder Individualvereinbarungen, können sogar einen Verteilzeitraum von bis zu

zehn Jahren vorsehen. Beispiel: Vollzeit vom 55. bis zum 60. Lebensjahr, anschließend vom 60. bis zum 65. Lebensjahr von der Arbeit freigestellt, um dann die volle Altersrente zu beziehen. Der Teilzeitverdienst wird – unabhängig von der Gestaltung der Arbeitszeit – über die gesamte Dauer der Altersteilzeitarbeit fortlaufend gleichmäßig gezahlt.

19. *Wie hoch ist nach dem Altersteilzeitgesetz der Verdienst für die »halbe Arbeit«?*

Die Bezüge werden während der Gesamtdauer des Altersteilzeitarbeitsverhältnisses zur Hälfte bezahlt. Allerdings erhöhen sie sich durch die Aufstockungsleistungen der Arbeitgeber.
Vom Arbeitgeber sind die Bezüge um brutto 20 %, mindestens aber pauschal auf 70 % des Vollzeit-Nettoverdienstes aufzustokken. Der Aufstockungsbetrag muß so hoch sein, daß der Arbeitnehmer insgesamt 83 % des Nettobetrages des ihm bei regelmäßiger Arbeitszeit zustehenden Vollzeitarbeitsentgelts erhält (Mindestnettobetrag).
Der Aufstockungsbetrag ist steuer- und sozialversicherungsfrei. Damit sich Altersteilzeitarbeit auf dem Rentenkonto nicht gravierend nachteilig auswirkt, muß der Arbeitgeber die Rentenbeiträge auf mindestens 90 % des letzten Bruttolohnes aufstocken. Tarifverträge und Betriebsvereinbarungen können höhere Aufstockungsbeträge vorsehen.
Bei der Berechnung des Aufstockungsbetrages bleiben steuerfreie Bezüge, Vergütungen für Mehrarbeits- und Überstunden, Bereitschaftsdienste und Rufbereitschaften sowie bei Arbeitern die Arbeitsbereitschaften, die den Bereitschaftsdiensten der Angestellten entsprechen, unberücksichtigt.

20. *Wer kann die Möglichkeiten des Altersteilzeitgesetzes nutzen?*

Wenn man das 55. Lebensjahr vollendet hat, *kann* man Altersteilzeit in Absprache mit dem Arbeitgeber vereinbaren. Der Arbeitgeber *muß* ab der Vollendung des 60. Lebensjahres diesem Antrag stattgeben, wenn man in den letzten fünf Jahren mindestens drei Jahre einer versicherungspflichtigen Vollzeitbeschäftigung nachgegangen ist und wenn der Arbeitgeber die Förderleistungen beim Arbeitsamt beantragt.

21. *Wer berät mich bei Rentenfragen, und was kostet diese Beratung?*

Es gibt mehrere Anlaufstellen:

- die Rentenanstalten (BfA, LVA, Knappschaft),
- die Auskunfts- und Beratungsstellen der Rentenanstalten,
- das öffentliche Versicherungsamt,
- die Versicherungsältesten,
- zugelassene private Rentenberater.

Die Beratung bei den zuerst genannten Anlaufstellen ist kostenlos. Sie können sich bei ihnen die Höhe der Rente im Falle einer Erwerbsunfähigkeit ausrechnen lassen.
Bei letzteren, den staatlich geprüften, privaten Rentenexperten, muß ein Honorar nach der amtlichen Gebührenordnung bezahlt werden. Normale Beratungsfälle kosten etwa € 250,– bis € 500,– (Stand 2002).
Erwähnt werden sollte noch die Auskunftsstelle des Bürgertelefons beim Bundesministerium für Arbeit und Sozialordnung. Sie können sich hier telefonisch wochentags von 8 bis 20 Uhr bei Fragen

zur Rente (0800/1515150), zur Pflegeversicherung (0800/1919190), zur Arbeitslosenhilfe (0800/1515154) und Mobilzeit-Arbeit (0800/1515153) beraten lassen.

15 *Wie verhalte ich mich dem Betroffenen gegenüber?*

Fragen und Ratschläge zu Verhaltensweisen von Angehörigen

Sowohl in der Krankheitsphase als auch danach sind Ihr Verständnis, Ihre Besuche und Ihre Hilfe sehr wichtig. Klinische Beobachtungen in bezug auf Krisenbewältigungen weisen eindeutig darauf hin, daß Menschen in akuten Lebenskrisen aufgrund ihrer psychischen Belastung und Orientierungslosigkeit für die Hilfen der Angehörigen und des unmittelbaren sozialen Umfeldes sehr dankbar sind. Emotionale Unterstützung, Fürsorge, Anwesenheit, Gesellschaft leisten, erhöhte Aufmerksamkeit, Bereitschaft, die andere Person reden zu lassen, zuzuhören und der direkte Ausdruck von Liebe und Zuneigung sind ein wichtiger Bestandteil der ganzheitlichen Versorgung. Die Verhaltenweise der Familie trägt mit zum Erfolg der Therapie bei. Von ihr wird mitmenschliche Unterstützung erwartet. Dabei ist sie selber oft bis an die Grenzen ihrer Kräfte gefordert und möglicherweise selber hilfsbedürftig.
Auch wenn es Ihnen schwer fallen mag, das viele Leid in der Klinik zu sehen, ohne direkt helfen zu können, sollten Sie sich trotzdem die Zeit für Besuche nehmen. Auch wenn Sie glauben, nicht die richtigen Worte und den richtigen Ton im Gespräch mit dem Patienten finden zu können, so versuchen Sie doch ein Gespräch aufzubauen. Sie brauchen ja häufig nur zuzuhören, ja schon allein Ihre Anwesenheit ist für den Betroffenen wichtig.

Unterschätzen Sie nicht die positiven Auswirkungen des Besuchs. Auch wenn Ihnen manchmal die Verhaltensweisen des Patienten abweisend vorkommen, ja dieser sich manchmal sogar beleidigend und aggressiv Ihnen gegenüber verhält, brechen Sie den Kontakt nicht ab!
Für den Patienten ist es extrem wichtig, daß er den Kontakt mit seiner Umwelt aufrechterhält, daß bestehende Kontakte und Freundschaften erhalten bleiben, daß er seine Sorgen, Gefühle und Ängste aussprechen und äußern kann und daß er mit seinen Problemen nicht allein zu sein glaubt.

1. *Ist Krebs ansteckend? Insgeheim habe ich doch etwas Angst, daß ich auch erkranken könnte.*

Krebs ist nicht ansteckend. Dies ist eindeutig erwiesen!
Benehmen Sie sich dem Betroffenen gegenüber normal! Normal, d.h. weder zu fürsorglich und schonend noch abweisend. Krebs ist eine Erkrankung wie viele andere Krankheiten auch. Tun Sie alles, um eine Isolierung zu verhindern! Motivieren Sie den Erkrankten, selber soweit wie möglich am familiären und gesellschaftlichen Leben teilzunehmen! Sorgen Sie dafür, daß der Bekanntenkreis den Patienten nicht fallen läßt! Nehmen Sie den Bekannten, Freunden und Angehörigen die Angst, dem Betroffenen hilflos gegenüber zu stehen! Geben Sie dem Betroffenen das Gefühl, selber Entscheidungen treffen zu können und nicht manipuliert zu werden. Übertriebene Schonung ist mindestens ebenso gefährlich wie Überbelastung. Gegen eine Überbelastung wehrt sich der Körper von alleine!
Vielleicht hat der Betroffene den Wunsch nach Veränderungen in seiner Lebensführung. Das kann auch für Sie positive Veränderungen mit sich bringen. Wenn z.B. der Konsum von Alkohol und Zigaretten reduziert oder die Ernährung umgestellt werden soll, be-

deutet das auch für Sie wahrscheinlich eine gute Gesundheitsvorsorge. Machen Sie mit, und finden Sie heraus, inwieweit Sie diese Änderungen auf sich übertragen wollen!

2. *Mein erkrankter Freund fragt mich häufig um meinen Rat, obwohl ich über die medizinischen Probleme kaum Bescheid weiß.*

Wichtig ist, daß Sie sich die Überlegungen und Bedenken Ihres Freundes anhören. Schon allein das Aussprechen von Problemen und Fragen hilft dem Betroffenen häufig, Dinge klarer zu sehen und letztendlich eigene Entscheidungen zu treffen.
Wichtig ist, daß Sie Ihren Freund davor bewahren, notwendige therapeutische Entscheidungen zu unterlassen oder zu verzögern bzw. vor der Entscheidung zu fliehen.
Suchen Sie das Gespräch mit dem behandelnden Arzt. Es wird Ihnen nicht nur mehr Klarheit bringen, sondern Sie können dann auch in Ruhe mit dem Betroffenen über die anstehenden Maßnahmen sprechen.
Achten Sie darauf, daß Ihr Freund sich nicht von Quacksalbern oder Geldmachern in seinen Entscheidungen beeinflussen läßt.

3. *Bei meinem Mann ist es zu einem nicht operablen Krankheitsrezidiv gekommen. Er hat große Angst. Was kann ich tun, wie kann ich ihm helfen?*

Sie sollten seine Ängste nicht völlig zu ignorieren versuchen und bestehende Probleme leugnen, sondern ihm intensiv zuhören und die Situation besprechen. Das Falscheste wäre sicherlich, Hilflosig-

keit und Sprachlosigkeit zu demonstrieren oder ihm gar auszuweichen. Im Gegenteil, Ihr Mann braucht Ihre bloße Gegenwart und das Bewußtsein, nicht ausgeliefert und isoliert zu sein. Wichtig sind das Gespräch und die persönliche Zuwendung. Manchmal hilft es, Probleme zu versachlichen.
Auch bei einem nicht mehr operablen Rezidiv gibt es Therapiemöglichkeiten, die die Überlebenszeit verlängern und zu verbessern helfen.

4. *Es fällt mir sehr schwer, mit dem Betroffenen über Krebs, über erkrankte und verstorbene Bekannte zu sprechen.*

Nicht jeder Mensch ist in der Lage, heikle Themen und Situationen anzusprechen. Wenn es geht, überwinden Sie Ihre Angst, über die Krebserkrankung zu reden. Lassen Sie sich erzählen, wie der Betroffene sich fühlt, wie er seine Situation erlebt und was die Behandlung für ihn bedeutet. Für den Patienten ist es ungeheuer wichtig, daß Sie ihm zuzuhören!
Es ist gar nicht schlimm, ja es kann sogar noch in den Augen des Betroffenen Ihre Glaubwürdigkeit und sein Vertrauen erhöhen, wenn Sie Ihre eigene Unsicherheit eingestehen. Dies kann beiden Seiten helfen und von der falschen Vorstellung befreien, immer stark sein zu müssen.

5. *Was kann man als Angehöriger zur Appetitanregung des Erkrankten tun?*

Depressionen können Ursache der Appetitlosigkeit sein. Gelingt es, die depressive Stimmungslage des Betroffenen zu lindern, so stellt sich bei ihm häufig auch wieder seine Freude am Essen ein.

Durch Psychopharmaka läßt sich der Appetit beeinflussen. Manche Psychopharmaka verbessern den Appetit, andere können ihn hemmen. Die appetitanregende Wirkung mancher Hormone (z.B. Gestagene) beruht unter anderem auch auf deren psychischer Wirkung.

Ablenkungen beim Essen (z.B. Lesen, Fernsehen, angeregte Gespräche) können sich positiv auswirken. Angehörige tun manchmal gut daran, möglichst wenig über bevorstehende Mahlzeiten zu reden, um hierdurch die Angst vor der nächsten Mahlzeit und dem Auftreten einer unterschwelligen Übelkeit zu vermeiden. »Kranke dürfen auf keinen Fall zum Essen gezwungen werden«!

»Äußerlichkeiten« haben eine große Bedeutung und können den Appetit verbessern helfen. Lieblos zubereitetes und langweilig arrangiertes Essen trägt nicht zur Freude am Essen bei! Eine liebevolle, optisch attraktive Garnierung der Essensmahlzeit kann manchmal Wunder bewirken.

Zu Hause und in einer Krebsnachsorgeklinik kann man individueller auf die Wünsche der Patienten eingehen als in einer Akutklinik. In der gewohnten familiären Atmosphäre schmeckt das Essen häufig besser. Hier lassen sich auch Aversionen durch »geschicktes Arrangieren« der Mahlzeiten vermeiden oder zumindest lindern. Tumor- oder therapiebedingte Geschmacksänderungen können durch entsprechendes Würzen der Speisen beseitigt oder zumindest gelindert werden.

6. *Der Arzt sagte mir, daß das Tumorleiden bei meinem Mann sehr fortgeschritten sei. Erstaunlich ist jedoch, daß mein Mann seit der Schmerztherapie nicht nur völlig schmerzfrei ist, sondern unternehmungslustiger wird und alle möglichen Verwandten und Freunde besuchen will.*

Versuchen Sie auf keinen Fall, ihn davon abzuhalten! Zu große Rücksichtnahme und Vorsichtsmaßnahmen (Overprotection) können negative Auswirkungen haben. Wenn der körperliche Zustand es Ihrem Mann erlaubt, an gesellschaftlichen Aktivitäten teilzunehmen, so sollten Sie ihn daran nicht hindern. Sie selbst sollten auch dann mitmachen, wenn Ihnen nicht danach ist. Ihr Mann wird schon sagen, wenn es ihm zuviel wird.
Die heute zur Verfügung stehenden Schmerzmittel und die verschiedenen Darreichungsformen erlauben eine wesentlich aktivere Lebensweise, als das früher der Fall war. Der Schmerz entkräftet den Patienten und macht ihn depressiv. Schmerzfreiheit aktiviert hingegen und schafft Lebensfreude. Durch die Aktivität Ihres Mannes und durch die Ablenkung kann übrigens die Schmerzschwelle erhöht und der Schmerzmittelbedarf eher gesenkt werden.

7. *Ich wehre mich gegen den Rat des Arztes, meinem Mann mitzuteilen, daß die Schmerzen Folgen der Krebserkrankung bzw. einer Wiedererkrankung sind. Ich befürchte, daß er bei einer Aufklärung möglicherweise seinem Leben ein Ende setzen würde.*

Statistiken zeigen, daß die Suizidrate bei über ihre Krebserkrankung aufgeklärten Patienten nicht über der des Bevölkerungsdurchschnitts liegt.
Meist ist das Problem nicht, ob man den Patienten, sondern wie man ihn informiert. Es geht weniger darum, daß man es ihm sagt, sondern vielmehr darum, wie man es tut. Bei der Aufklärung bedarf es der Berücksichtigung individueller Faktoren, wobei die Primärpersönlichkeit des Kranken zu berücksichtigen ist. Wenn Sie etwas Negatives mitteilen müssen, so tun Sie dies immer nur mit gleichzeitigen Lösungsvorschlägen. Die »nackte Wahrheit« kann in der Tat sonst vernichtend sein.

8. *Mein Mann muß sehr viele Medikamente einnehmen. Ich bin mir nicht sicher, ob er auch tatsächlich alle Schmerzmittel regelmäßig einnimmt.*

Achten Sie vor allem darauf, daß er die Schmerzmedikamente regelmäßig und nicht erst bei Bedarf einnimmt! Machen Sie einen Zeitplan, legen Sie ihm gegebenenfalls die Medikamente selbst hin. Bei regelmäßiger Einnahme von Schmerzmitteln sind die Nebenwirkungen geringer.

9. *Bei meiner Frau wurden anläßlich der Nachsorgeuntersuchung Metastasen in Leber und Lunge festgestellt, die sich nach Aussagen des Arztes nicht mehr operieren lassen. Wie soll ich mich meiner Frau gegenüber verhalten?*

Ziehen Sie sich nicht von Ihrer Frau zurück, sonst liefern Sie sie der Aussichtslosigkeit und Hoffnungslosigkeit aus! Wichtig ist, daß Sie ihr die Angst nehmen. Die Angst kann viele Ursachen haben.
Reden Sie ihr ihre Angst und Sorgen nicht aus, verharmlosen Sie die Situation nicht! Reden Sie offen und sachlich mit ihr! Machen Sie ihr Mut, indem Sie ihre Hoffnungen auf den Behandlungserfolg verstärken!
Häufig besteht bei den Betroffenen die unausgesprochene Angst vor dem Sterben, wobei manchmal weniger der Tod als vielmehr die Qualen und Schmerzen gefürchtet werden; besonders vor der Einsamkeit haben viele Angst. Diese Angst können Sie Ihrer Frau nehmen!
Zumindest im Unterbewußtsein herrscht die Angst vor dem Ausgeliefertsein gegenüber der bedrohlichen Erkrankung, die Angst vor unverstandenen Symptomen, die Angst vor eventuellen diagnostischen Eingriffen oder einer bevorstehenden unklaren Therapie.
Fragen Sie sich selbst, ob und auf welche dieser Ängste Sie möglicherweise im Gespräch eingehen könnten! Schon das einfache Gespräch, das nicht etwa die Tumorerkrankung oder die Schmerzen zum Thema haben muß, kann lindernd, ja sogar angstbefreiend wirken.

10. *Als unser Hausarzt mir die Krebsdiagnose meiner Ehefrau mitteilte, war dies ein großer Schock. Ich weiß nicht, wie alles weitergehen soll, nicht nur in menschlicher, sondern auch in wirtschaftlicher Hinsicht. Bislang hat meine Frau immer den Haushalt allein geregelt. Ich wage nicht, mit ihr die durch die Krebserkrankung entstandenen bzw. möglicherweise entstehenden Probleme zu besprechen.*

Die Krebserkrankung als solche sollte kein Hindernis sein, mit Ihrer Frau die Probleme offen zu besprechen. Wägen Sie ab, welche Gründe dafür und dagegen sprechen!
Ihre Frau weiß doch von der Krebserkrankung. Wenn Sie ihr alle Probleme vorenthalten und nicht mit ihr sprechen, so kann dies nicht nur wirtschaftliche Nachteile, sondern auch menschliche Probleme aufwerfen. Ihre Frau, die wahrscheinlich doch etwas davon erfahren würde, könnte dann ihre Situation hoffnungsloser sehen, als sie tatsächlich ist.
Ihre Frau muß das Gefühl haben, ernst genommen und noch gebraucht zu werden. Auch ist es doch keineswegs so, daß die Diagnose eines Darmkrebses mit einem Todesurteil gleichzusetzen ist. Ich kenne sehr viele Darmkrebspatienten bei denen der Krebs nicht völlig entfernt werden konnte und die dennoch sehr lange voll leistungsfähig blieben.

11. *Wie verhalte ich mich dem Sterbenden gegenüber?*

Der Sterbende braucht das Gefühl, nicht allein gelassen zu werden. Ihm die Hand zu halten, ihm Hautkontakt zu geben, die Stirn zu kühlen und kleine Zeichen der Zuneigung und Zärtlichkeit beweisen ihm, daß er nicht einsam ist. So leicht das auch klingt, so bedeuten diese »kleinen Gesten« doch für viele eine Überwindung. Auf den Patienten wird Ihre aktive Gegenwart beruhigend wirken. Ihre Gegenwart hilft beiden, denn vieles, was der Sterbende in dieser Phase seines Lebens durchmacht, wird auch vom Hinterbliebenen erlebt, sei es während der letzten Stunden, in denen er bei dem Sterbenden verbleibt oder aber in der Zeit nach dem Tode. Sicher ist, daß viele gläubige Menschen leichter sterben. Der Tod bedeutet für sie nicht das Ende. Das gemeinsame Gebet, die kirchliche Begleitung und die Spendung der Sakramente sind somit oft auch eine Hilfe, die letzten Tage und Stunden wertvoll zu erleben.

12. *Wie kann ich überhaupt meinem Angehörigen helfen, ohne dem Arzt in sein Handwerk zu pfuschen?*

Sie können dem Arzt natürlich nicht die Entscheidung und die Verantwortung dafür abnehmen, welche diagnostischen und therapeutischen Maßnahmen zu treffen sind. Der Arzt allein ist für die medizinische Behandlung des Tumorleidens zuständig, denn er allein hat die fachliche Erfahrung und Kenntnisse, die man erst nach langjährigem Studium und langjähriger Praxis gewinnt. Sie hingegen können durch Ihre Verhaltensweisen die vielen anderen Faktoren beeinflussen, die nicht nur für den Verlauf der Tumorerkrankung, sondern auch für die Befindlichkeit, wie z. B. für die Schmerzen, von Bedeutung sind.

So können vom Arzt häufig die schmerzauslösenden und schmerzbeeinflussenden psychischen und seelischen Probleme nicht gelöst werden. Die Befindlichkeit des Patienten kann aber durch Ihr Verhalten durchaus positiv beeinflußt werden. Sie haben hier einen entscheidenden Einfluß. Gleiches trifft auch auf andere psychosoziale Faktoren zu.

Erklärung von Fachausdrücken

Adenokarzinom: Häufigste Gewebeform eines bösartigen Darmtumors. Andere, wesentlich seltenere Gewebeformen sind Lymphome.

Adenom: Gutartiger Drüsentumor. Ebenso wie die Polypen gelten Adenome jedoch als Vorstufen für Darmkrebs.

adjuvante Therapie: Eine die Operation oder Strahlentherapie unterstützende Behandlung, wobei aufgrund der vorausgegangenen Therapien ein manifester Tumor nicht mehr nachweisbar ist. Diese Behandlung kann hormonell (adjuvante Hormontherapie), zytostatisch (adjuvante Chemotherapie), immunologisch (adjuvante Immuntherapie) oder strahlentherapeutisch (adjuvante Strahlentherapie) erfolgen. Eine adjuvante Ernährungstherapie, die das Rezidivrisiko vermindern könnte, gibt es nicht.

Alternative Medizin: Auch Außenseiter- oder Paramedizin genannt. In der Krebstherapie bedeutet alternativ eine im Gegensatz zur Schulmedizin in unserer Gesellschaft nicht offiziell anerkannte, naturwissenschaftlich nicht untermauerte Methode. Was bei uns alternativ genannt wird, gilt unter Umständen in anderen Kulturen, so z. B. in China, Indien oder in weniger entwickelten Regionen, als offiziell anerkannte Therapie.
Die biologische Krebstherapie wird in der westlichen Welt allgemein als alternative Krebstherapie bezeichnet. Manche nennen sie auch Paramedizin oder unkonventionelle Medizin. Zur alternativen Krebstherapie zählen Krebsdiäten, physikalische Therapiemaßnahmen wie z. B. die Über-

wärmungstherapie, die Ozontherapie, die Sauerstoff-Mehrschritt-Therapie, aber auch andere mehr oder weniger magische Maßnahmen wie Wasseradern, Pendelung, Erdstrahlen. Die Kosten für alternative Therapien werden im allgemeinen von den Krankenkassen nicht übernommen.

Anämie: Verminderung von roten Blutkörperchen und rotem Blutfarbstoff, so daß es zu einer verminderten Sauerstoffsättigung des Blutes und einer Schwäche des Patienten kommt.

Anastomose: Die operativ angelegte Verbindungsstelle des zuvor durchtrennten oberen und unteren Darmsegments.

Anorexie: Appetitlosigkeit, Magersucht.

Anschlußheilbehandlung (AHB): Stationärer Aufenthalt in einer Rehabilitationsklinik im unmittelbaren (oder zeitlich auf wenige Wochen begrenzten) Anschluß an den Krankenhausaufenthalt. Für derartige Anschlußheilbehandlungen empfehlen sich besonders spezialisierte Tumor-AHB-Kliniken. Während der AHB sollte der Patient lernen, mit den tumor- und therapiebedingten Problemen – wozu auch die Ernährung gehört – zurechtzukommen. Die AHB darf nicht mit einem Erholungsaufenthalt verwechselt werden. Die AHB sollte nach Möglichkeit in wohnortnahen Rehabilitationskliniken durchgeführt werden.

Antiemetika: Medikamente, die die Übelkeit und das Erbrechen verhindern bzw. abschwächen.

Antigen: Substanz, welche die Bildung von Antikörpern bewirkt.

Anus praeter: Häufig benutzter Ausdruck für künstlichen Darmausgang. Heute benutzt man statt dessen lieber spezifische Ausdrücke wie z. B. Kolostoma oder Ileostoma oder Sigmastoma.

Astronautenkost: Hochenergetische und nährstoffreiche, mit Vitaminen angereicherte Zusatznahrung.

autogenes Training: Übungen, die ebenso wie die progressive Muskelrelaxation bei den Betroffenen Entspannung und Angstbefreiung bewirken sollen. Während die progressive Muskelrelaxation auf der Ebene der Willkürmuskulatur ansetzt, geht es beim autogenen Training um eine konzentrative (also mentale) Übung.

Ballaststoffe: Unverdauliche, pflanzliche Bestandteile der Speisen. Sie regen unter anderem die Darmtätigkeit an, so daß der Speisebrei schneller befördert wird und krebsbegünstigende Substanzen weniger Gelegenheit haben, ihre Wirkung zu entfalten. Vollkorngetreide, Vollkornprodukte, Gemüse und Obst (möglichst roh und ungeschält) sind die wichtigsten Lieferanten für Ballaststoffe.

Biopsie: Untersuchung von Gewebe, das dem lebenden Körper entnommen wird. Mit Hilfe von Ultraschall oder auch der Computertomographie läßt sich das Gewebe relativ gezielt entnehmen.

Bougierung: Erweiterung des (meist narbigen) Darmrohrs oder auch der Harnröhre oder Luftröhre mit einem speziellen Katheter (Bougie).

CEA: Abkürzung für carcinoembryonales Antigen. Häufigster und wichtigster Tumormarker für bösartige Darmtumoren.

Chemotherapie: Anderer Ausdruck für zytotoxische Therapie. Sie soll die Vermehrung der Tumorzellen verhindern und die Verkleinerung oder gar Beseitigung des Tumors bewirken.

Cholesterin: Spezielle Blutfette, die überwiegend der Nahrung entnommen, aber auch im menschlichen Körper selbst hergestellt werden.

Chromosomen: Sichtbarer Träger der Erbinformationen; Bestandteil des Zellkerns, der sich intensiv färbt.

Coecalfistel: Operativ angelegte Fistel, die zur Entlastung des Darms bzw. der Operationsnaht manchmal vorübergehend angelegt wird.

Darmflora: Die Gesamtheit der im Darm lebenden Mikroorganismen wird als Darmflora bezeichnet. Bestimmte Medikamente, vor allem Antibiotika, können die Darmflora schädigen.

Diättagebuch: Tagebuch, in dem täglich Art und Menge der aufgenommenen Nahrung sowie Verträglichkeit und Beschwerden verzeichnet werden.

Diarrhöe: Durchfall.

Divertikel: Gutartige, meist sackförmige Ausstülpung der Darmwand, bedingt durch lokale Bindegewebsschwächen.

DNA: Abkürzung für Desoxyribonukleinsäure. Sie ist in allen Zellen vorhanden und enthält die gesamte Erbinformation über das genetische Material der Zelle.

Dukes-Stadieneinteilung: Eine Klassifikation der Darmtumoren entsprechend ihrer Ausdehnung, ähnlich der TNM-Klassifikation. Man unterscheidet Dukes A bis Dukes D.

Duodenum: Auch Zwölffingerdarm genannt, da seine Länge etwa der Breite von zwölf Fingern entspricht. Er beginnt am Magenschließmuskel. In den Zwölffingerdarm münden der Bauchspeicheldrüsengang und der Gallengang ein. Im Duodenum wird die Nahrung teilweise chemisch weiter zerkleinert, teilweise auch schon vom Körper aufgenommen und von der Leber weiterverarbeitet.

ELOXATIN®: Handelsname für ein in der Darmkrebs-Chemotherapie häufig benutztes Zytostatikum (Oxaliplatin).

Endoskopie: Ausleuchtung und Ausspiegelung von Hohlorganen oder Körperhöhlen mit dem Endoskop. Die endoskopische Untersuchung des Darms wird auch Koloskopie genannt.

Endosonographie: Ultraschalluntersuchung mit einer in den Darm eingeführten Sonde.

enterale Ernährung: Ernährung über den Magen-Darm-Trakt (orale Ernährung) im Gegensatz zur parenteralen Ernährung, die über die Blutbahn erfolgt.

Familiäre adenomatöse Polyposis: Siehe Polyposis coli.

Fatigue: Bezeichnung für eine besonders quälende Form der Müdigkeit, unter der manche Krebskranke noch lange nach Abschluß der Erkrankung leiden.

Fistel: Abnormer, röhrenförmiger Gang, der von einem Hohlorgan oder einem Hohlraum ausgeht und an der Körperoberfläche ausmündet oder nur im Körperinneren verläuft und eventuell mehrere Organe verbindet. Eine Fistel kann z.B. von der Blase oder der Scheide zum Darm oder durch die Bauchhaut gehen.

Folinsäure: Medikament, das die Wirkung von 5-FU verstärken soll.

Frischzellentherapie: Unspezifische Immuntherapie, die angeblich die Abwehrzellen im Körper anregen soll. Bei der Frischzellentherapie werden gern tierische Organzellen (z.B. vom Thymus) gegeben. Sie können gespritzt, aber auch in Tablettenform genommen werden. Besonders beliebt ist die Gabe von Zellen ungeborener Lämmer. Diese Zellen sollen eine revitalisierende Wirkung haben.
Der Nutzen dieser Frischzellentherapie konnte bislang – außer für die sie vertreibende Pharmaindustrie – nicht belegt werden.

5-FU: Ein in der Darmkrebs-Chemotherapie häufig benutztes Chemotherapeutikum.

gastrointestinal: Magen und Darm betreffend.

Grading: Abstufung der Bösartigkeit von Tumorgewebe. Man unterscheidet G1 bis G4 (Differenzierung).

Hämatologe-Onkologe: Facharztbezeichnung für diejenigen Ärzte, die sich mit bösartigen Bluterkrankungen und Tumoren befassen.

Haemoccult®-Test: Ein Verfahren zur Untersuchung auf Blut im Stuhl.

Hämoglobin: Roter Blutfarbstoff, der bei der Blutbilduntersuchung immer mitbestimmt wird. Normal und nicht behandlungsbedürftig sind Werte zwischen 12 und 16 g%.

hepatisch: Die Leber betreffend.

Hernie: Bauchwandbruch. Durch eine Muskellücke kommt es zum Durchtritt des Darms und zu einer Vorwölbung der Bauchdecke.

Herpes zoster: Auch Gürtelrose genannt. Eine Virusinfektion, die bei Abwehrgeschwächten häufig auftritt.

HNPCC: Hereditäres non polypöses colorectales Carcinom (Lynch-Syndrom) Vererbbares, zum Darmkrebs prädisponierendes Syndrom.

Hospiz: Einrichtung mit dem Schwerpunkt der Betreuung unheilbar chronisch Erkrankter.

Ileostomie: Wenn der gesamte Dickdarm mit Mastdarm und After nicht mehr funktionsfähig ist, führt der Chirurg eine Ileostomie durch. Das Ende des Dünndarms (Ileum) wird durch die Bauchwand nach außen geführt und bildet den Ausgang (Stoma).

Ileum: Auch Krummdarm genannt. Er schließt an das Jejunum (Leerdarm) an und mündet in den Dickdarm (Colon).

Immunsystem: Körpereigenes Abwehrsystem gegen körperfremde Stoffe. Es ist ein äußert kompliziertes, aus vielen Bausteinen bestehendes System zellulärer und nicht-zellulärer (humoraler) Elemente. Seine Rolle bei der Krebsabwehr ist noch nicht geklärt, wohingegen es bei der Abwehr von Infektionen eine eindeutige Bedeutung hat. Durch die Ernährung kann die Immunabwehr geschädigt oder auch positiv beeinflußt werden.

Immuntherapie: Behandlung mit Präparaten, die in die Immunabwehr eingreifen.

Inkontinenz: Störung des Schließmuskels.

Interleukin: Körpereigene Abwehrsubstanz, die von bestimmten Lymphozyten gebildet wird.

intravenös: Einbringen von Medikamenten oder Flüssigkeiten in eine Vene.

Kachexie: Kräfteverfall, Abzehrung.

Kalorien: Maßeinheit, mit der die Nahrungsenergie gemessen wird. Eine Kilokalorie (kcal) entspricht 1000 Kalorien (cal) oder 4,18 Kilojoule (kJ).

kanzerogen: Krebsfördernd.

Karnofsky-Index: Ein Index, um den Allgemein- und Kräftezustand des Patienten zu beschreiben. Er reicht von 100% (normal) bis unter 50% (ständige Unterstützung und Pflege erforderlich).

Karzinogene: Stoffe, die Krebs auslösen bzw. fördern können.

Kernspintomographie: Auch MRT oder NMR (nuclear magnetic resonance) genannt. Ein Gerät zur Herstellung von Schnittbildern aus allen Bereichen des Körpers. Für diese ca. 15 Minuten dauernde Untersuchung werden keine Röntgenstrahlen eingesetzt, sondern die Bilder werden aus elektromagnetischen Signalen berechnet, die aus der Wechselwirkung von Atomkernen in einem starken Magnetfeld resultieren.

Kolon: Dickdarm.

Koloskopie: Spiegelung des Darms.

Kortison: Ein in der Nebennierenrinde gebildetes Hormon, das viele wichtige Aufgaben im menschlichen Organismus erfüllt.

Kryotherapie: Kältetherapie.

Kur: Früher häufig benutzter Ausdruck für stationäre Rehabilitationsmaßnahmen. Heute sind die Krankenkassen und Rentenversicherungen sehr zurückhaltend mit der Gewährung von Kurmaßnahmen geworden. Die Rehabilitation hingegen wird gefördert. Sie hat heute die Kur weitgehend abgelöst.

Kurative Therapie: Im Gegensatz zur palliativen oder auch symptomatischen Therapie steht bei ihr als Ziel die Heilung im Vordergrund. Bei ihr werden gelegentlich aggressive und nebenwirkungsreiche Therapien eingesetzt, um alle Krebszellen zu vernichten und eine Heilung zu erzielen.

Kurzdarmsyndrom: Beschwerdekomplex. Die häufigste Ursache eines Kurzdarmsyndroms ist eine ausgedehnte Dünndarmentfernung oder eine Dünndarmbestrahlung.

lakto-vegetabile Kost: Eine Diät, bei der auf Fleisch, Fisch, Eier und alle daraus hergestellten Lebensmittel verzichtet wird.

Leberperfusion: Spezielle Chemotherapie zur Behandlung von Lebermetastasen. In die zur Leber führenden Blutgefäße werden Zytostatika gespritzt, die so in hoher Konzentration in das vom Tumor befallene Lebergewebe gelangen.

Leukozyt: weiße Blutzelle.

Lokalrezidiv: Eine Wiedererkrankung an der gleichen Stelle. Man spricht von einem lokoregionären Rezidiv, wenn die Wiedererkrankung in den nahegelegenen Lymphknoten auftritt.

Makrophagen: Auch Freßzellen genannt. Es handelt sich um eine besondere Form der weißen Blutkörperchen, die in der spezifischen Immunabwehr eine besondere Rolle spielen.

Maligne: Anderer Ausdruck für bösartig.

Mastdarm: Anderer Ausdruck für Enddarm oder Rektum. Der Mastdarm ist der letzte Teil des Darms vor dem Darmausgang (Anus). Er fehlt bzw. ist nicht mehr funktionstüchtig beim Stomaträger.

MCT (mittelkettige Triglyceride): Fette mit bestimmten Fettsäuren, die schneller und vollständiger als andere Fette von der Darmwand aufgenommen werden. MCT-Fette sind als Diätmargarine und Diätspeiseöl im Handel erhältlich.

Metastase: Tochtergeschwülste, die durch Verschleppung von Geschwulstzellen fern vom Ursprungsherd an einer anderen Körperstelle entstehen. Die Ausbreitung von Zellen (Metastasierung) erfolgt vorwiegend über die Blut- und die Lymphbahnen. Bei Dickdarmkarzinompatienten sind am häufigsten die Leber und die Lymphknoten betroffen, wohingegen beim Enddarmkrebspatienten am häufigsten das kleine Becken und danach die Leber und die Lymphknoten betroffen sind.

Monoklonaler Antikörper: Mit Hilfe der Gentechnologie hergestellte, hochspezifische identische Antikörper. Diese können sowohl in der Erkennung als auch neuerdings in der Therapie von Tumoren benutzt werden.

Nachsorge: Unter Nachsorge versteht man alle diejenigen diagnostischen und therapeutischen Maßnahmen, die im Anschluß an die abge-

schlossene Primärbehandlung durchgeführt werden. Sie beinhaltet zum einen Maßnahmen, die eine Lebensverlängerung und zum anderen eine Verbesserung der Lebensqualität zum Ziel haben.
Man unterscheidet die ambulante, die teilstationäre und stationäre Nachsorge. Unter stationärer Nachsorge versteht man die Anschlußheilbehandlung (AHB), später stationäre Heilverfahren und Kuren. Mit teilstationärer Nachsorge bezeichnet man eine ganztägige umfassende Nachsorge- und Rehabilitationsbetreuung wie in einer Rehabilitationsklinik, bei der jedoch im Gegensatz zur stationären Nachsorge die Betroffenen die Abende und Wochenenden zu Hause verbringen können.
Krebspatienten mit einem Stoma sollten nur in Nachsorgekliniken betreut werden, die über besondere Erfahrungen in der Nachsorge und Rehabilitation von Stomaträgern verfügen.

Neoadjuvante Therapie: Eine Chemo- oder Strahlentherapie, die vor der Operation durchgeführt wird. Sie hat häufig zum Ziel, die operative Entfernung des Tumors zu ermöglichen.

Neoplasie: Neubildung.

NMR: Siehe Kernspintomographie.

Obstipation: Verstopfung.

Onkologie: Die Lehre von den bösartigen Erkrankungen. Ein Onkologe ist der Spezialist, der sich mit der Diagnostik und Therapie bösartiger Erkrankungen befaßt.

ovo-lakto-vegetabile Kost: Fleisch- und fischfreie Ernährungsform. Eier und Milch sind erlaubt.

Palliativtherapie: Eine krebshemmende Therapie, die vorrangig auf die Erhaltung bzw. Verbesserung der Lebensqualität ausgerichtet ist. Sie ist von der kurativen Therapie zu unterscheiden, die primär die Heilung zum Ziel hat.

Panorex: Ein in der Darmkrebstherapie eingesetzter monoklonaler Antikörper.

Paramedizin: Wissenschaftlich unbewiesene Verfahren.

parenteral: Unter Umgehung des (enteralen) Magen-Darm-Kanals. Mit einer parenteralen Ernährung bezeichnet man eine Ernährung, die über den Blutkreislauf, z.B. intravenös, verabreicht wird (Infusion).

PET (Positronenemissionstomographie): Untersuchungsverfahren, bei dem die unterschiedliche Stoffwechselaktivität von Tumor- und Normalgewebe ausgenutzt wird. Die PET ist bei besonderen Fragestellungen angezeigt, wie z.B. zur Unterscheidung von Narbengewebe, abgestorbenem Tumorgewebe und lebendem Tumorgewebe.

Phytotherapie: Behandlung mit Medikamenten pflanzlicher Herkunft.

Plazebo: Scheinmedikament.

Polychemotherapie: Eine Chemotherapie, bei der – im Gegensatz zur Monotherapie – mehrere Substanzen miteinander kombiniert werden.

Polyneuropathie, Polyneuritis: Schmerzhafte und manchmal schwer behandelbare Entzündung mehrerer Nerven, für die die verschiedensten Ursachen in Frage kommen. Besonders häufig entsteht diese Entzündung durch eine Chemotherapie.

Polyposis coli: Krankheitsbild mit multiplen, meist gutartigen Geschwülsten der Dickdarm- und Enddarmschleimhaut. Sie können mit der Zeit entarten. Die Anlage für diese Erkrankung – auch familiäre adenomatöse Polyposis (FAP) genannt – ist vererblich.

Pouch: Medizinischer Fachbegriff für ein operativ angelegtes Reservoir (Tasche) aus Darmteilen, das Stuhl bzw. Urin sammelt und bis zur Entleerung – mittels Katheter (Kocksche Tasche, Mainz-Pouch) oder auf natürlichem Wege – zurückhält.

Prävention: Vorbeugende Maßnahmen.

Prognose: Zukunftsaussichten, voraussichtlicher Krankheitsverlauf.

Prognosekriterien: Faktoren, die eine ungefähre Einschätzung des weiteren Krankheitsverlaufs erlauben.

Proktologe: ein Facharzt, der sich auf die Behandlung von Enddarmerkrankungen spezialisiert hat.

Proktoskopie: Endoskopische Untersuchung mit Spiegelung des Enddarms und des Afterbereichs.

Prophylaxe: Krankheitsvorbeugung.

Rektoskopie: Endoskopische Untersuchung des Mastdarms.

Rektum: Enddarm oder Mastdarm genannt. Hier kommt es zur Speicherung des Stuhls. Durch den am untersten Teil des Rektums befindlichen Schließmuskel ist die Kontrolle über die Stuhlentleerung gewährleistet. In der Regel fehlt dieser Darmteil bei Stomaträgern, es sei denn, daß das Rektum belassen wurde (Hartmannsche Operation).

Remission: Rückbildung des Tumors. Von kompletter Remission (abgekürzt: C. R.) spricht man, wenn alle Symptome und Hinweise auf den Tumor verschwunden sind. Mit den gängigen Untersuchungsmethoden ist der Tumor nicht mehr nachweisbar.
Bei einer teilweisen (partiellen) Remission sind nicht alle, aber viele Beschwerden und Tumorzeichen beseitigt. Der Tumor spricht offensichtlich auf die eingeschlagene Therapie an.
Man kennt auch sogenannte Spontanremissionen. Hiervon spricht man, wenn die Tumoren bzw. Tumorbeschwerden ohne Behandlung verschwunden sind. Von solchen Spontanremissionen wird zwar selten, aber immer wieder berichtet.

Rezidiv: Erneutes Auftreten einer Krebsgeschwulst nach vorangegangener Behandlung.

R_0-Operation: Komplette Entfernung des Tumors ohne Hinweis für zurückbleibendes Tumorgewebe. Bei den R_1- oder R_2-Operationen ist Tumorgewebe mikroskopisch (R_1) oder makroskopisch (R_2) verblieben.

Sigma: Der S-förmig verlaufende Darmabschnitt vor dem Enddarm.

Sigmoidoskopie: Ausspiegelung des Darms mit einem Endoskop bis einschließlich der Sigmaregion.

Sonografie: Darstellung von Strukturen je nach Schalldichte.

Sphinkter: Schließmuskel, der den Ausgang z.B. des Enddarms verschließt. Auch die Harnröhre wird durch einen Sphinkter von der Harnblase getrennt. Ist dieser Sphinkter defekt, so kommt es zu unwillkürlichem Harnabgang (Inkontinenz). Mit Beckenbodengymnastik lassen sich einige Formen der Blasen-Sphinkterschwäche (Inkontinenz) beseitigen oder zumindest lindern.

Spurenelemente: Chemische Elemente, die im Gegensatz zu den Massenelementen (Sauerstoff, Natrium, Kalium, Kalzium, Phosphate, Magnesium) nur in kleinen Mengen im lebenden Organismus vorkommen. Als für den Menschen lebensnotwendige (essentielle) Spurenelemente gelten Eisen, Kobalt, Nickel, Mangan, Chrom, Vanadium, Kupfer, Zink, Molybdän, Zinn (Schwermetalle) sowie Selen, Silizium (Halbmetalle) und Fluor, Jod (Nichtmetalle).

Symbioselenkung: Alternative Therapie. Sie hat zum Ziel, die »entartete Darmflora« durch die Gabe »physiologischer« Zellkulturen zu reduzieren.

Symptom: Krankheitszeichen.

Tenesmus: Krankhafter und zwanghafter Harn- und Stuhldrang.

Thrombopenie: Ein verminderter Blutplättchenspiegel. Bei einer Verminderung von weniger als 100 000 drohen Blutungsprobleme.

TNM-System: Einteilung der Tumoren je nach Größe und Ausdehnung des Tumors (T), der befallenen oder nicht befallenen Lymphknoten (N) und anderer Organe (M).

Tomudex: Ein in der Darmkrebstherapie eingesetztes Zytostatikum.

Tumormarker: Im Blut oder Gewebe nachweisbare Eiweißstoffe, die bei Tumorwachstum erhöht sein können. Eine Erhöhung der Tumormarker kann, muß aber nicht auf Tumorwachstum hinweisen. Auch sind die Tumormarker häufig erst ab einer bestimmten Tumorgröße im Blut nachweisbar. Normale Tumormarkerwerte schließen eine Wiedererkrankung also nicht aus.

Vitamine: Lebenswichtige Verbindungen, die vom menschlichen Körper selber nicht gebildet, aber benötigt werden.

Vollremission: Siehe Remission.

»Wait and see«: Therapeutische Strategie, die aus einer abwartenden Haltung besteht, bevor eine Tumortherapie eingeleitet wird.

Xeloda®: Handelsname für ein in der Chemotherapie benutztes Zytostatikum.

Zytokine: Oberbegriff für zahlreiche körpereigene Substanzen, die von aktivierten T-Lymphozyten freigesetzt werden. Sie haben vielfältige Aufgaben, steuern die Immunregulation, sind wichtig für Reparaturmechanismen von Gewebeschäden und wirken für viele Zellen als Wachstumsfaktoren. Zu den Zytokinen gehören u.a. die Interleukine, die Interferone und die Wachstumsfaktoren.

Zytostatika: Medikamente, die die Zellteilung von Tumorzellen hemmen (Chemotherapeutika) bzw. Tumorzellen abtöten.

Adressen

Arbeitsgemeinschaft für Krebsbekämpfung im Lande Nordrhein-Westfalen, Universitätsstr. 140, 44799 Bochum-Querenburg, Telefon 0234/3047908, E-Mail: Krebs_AG_NW@compuserve.com

Bundesarbeitsgemeinschaft »Hilfe für Behinderte«, Kirchfeldstr. 149, 40215 Düsseldorf, Telefon 0211/31006-0

Bundesverband Selbsthilfe Körperbehinderter e.V., 74238 Krautheim/Jagst, Telefon 06294/680

Bundesversicherungsanstalt für Angestellte, Ruhrstr. 2, 10704 Berlin, Telefon 030/8651

Deutsche Gesundheitshilfe Magen + Darm, Postfach 940303, 60329 Frankfurt a. M., Telefon 069/7894747

Deutsche Hospizstiftung, Hohle Eiche 29, 44229 Dortmund

Deutsche Krebsgesellschaft und ihre Landesverbände e.V., Geschäftsstelle Hanauer Landstr. 194, 60314 Frankfurt a. M., Telefon 069/6300960, Internet: http://deutsche.krebsgesellschaft.de

Deutsche Krebshilfe e.V., Thomas-Mann-Str. 40, 53111 Bonn, Telefon 0228/729900, Internet: http://www.krebshilfe.de

Familienhilfe Polyposis coli e.V., Selbsthilfegruppe für Patienten mit FAP, Am Rain 3a, 36277 Schenklengsfeld

HNPCC-Studiengruppe Deutschland, Koordinationsbüro: Klinik für Allgemein- und Unfallchirurgie, Moorenstr. 5, 40225 Düsseldorf, Telefon 0211/8117406, E-Mail: Moeslein@Uni-Düsseldorf.de

Krebsinformationsdienst (KID), Postfach 101949, Im Neuenheimer Feld 280, 69120 Heidelberg, Telefon 06221/410121, Internet: http://www.krebsinformation.de

Landessportbund Nordrhein-Westfalen e.V., Friedrich-Alfred-Str. 25, Sportpark Wedau, 47055 Duisburg, Telefon 0203/738101

Schweizerische Krebsliga, Monbijoustr. 61, Postfach 2284, 3001 Bern, Schweiz

Studie zur regionalen Chemotherapie bei Lebermetastasen: Prof. Dr. Link, Universität Ulm, Steinhövelstr. 5, 89075 Ulm, Telefon 0731/5027200

Literaturauswahl

Bayerisches Staatsministerium: Zu Hause pflegen – zu Hause gepflegt werden. Ein Ratgeber; kostenlos zu beziehen über Bayerisches Landesamt für Versorgung und Familienförderung, Postfach 401140, 80711 München

Bohnhorst, B.: Laß mich los – aber nicht allein. Ein Ratgeber zur Sterbebegleitung. Fischer Taschenbuch, Frankfurt (1997)

Bundesministerium für Arbeit und Sozialordnung: 100 Fragen und Antworten der Pflegeversicherung; kostenlos zu beziehen über Bundesministerium für Arbeit und Sozialordnung, Berlin

Bundesministerium für Justiz: Erben und Vererben; kostenlos zu beziehen über Bundesministerium für Justiz, Berlin

Burkhard, B.: Begutachtung unkonventioneller Maßnahmen bei malignen Tumorerkrankungen in der gesetzlichen Krankenversicherung. Der Medizinische Sachverständige 95, 4, 110–116 (1999)

Delbrück, H.: Ernährung für Krebserkrankte. Rat und Hilfe für Betroffene und Angehörige. Kohlhammer, Stuttgart (1999)

Delbrück, H.: Krebsschmerz. Rat und Hilfe für Betroffene und Angehörige. Kohlhammer, Stuttgart (1993)

Delbrück, H.: Künstlicher Darmausgang nach Krebs. Rat und Hilfe für Betroffene und Angehörige. Kohlhammer, Stuttgart (1997)

Deutsche Gesellschaft für Ernährung: Empfehlungen für die Nährstoffzufuhr. 5., überarbeitete Auflage, Hans Huber, Bern – Göttingen – Toronto (1991)

Deutsche Krebsgesellschaft: Alternative Behandlungsmethoden; kostenlos zu beziehen über Deutsche Krebsgesellschaft, Hanauer Landstraße 194, 60314 Frankfurt am Main

Deutsche Krebsgesellschaft: Nebenwirkungen der Krebstherapie – so kann man sie lindern; kostenlos zu beziehen über Deutsche Krebsgesellschaft, Hanauer Landstraße 194, 60314 Frankfurt am Main

Deutsche Krebshilfe: Wegweiser zu Sozialleistungen; kostenlos zu beziehen über Deutsche Krebshilfe, Thomas-Mann-Straße 40, 53111 Bonn

Deutsches Krebsforschungszentrum: Krebspatienten und Sexualität. Eine Informationsbroschüre für Frauen und ihre Partner; kostenlos zu beziehen über Deutsches Krebsforschungszentrum, Im Neuenheimer Feld 280, 69120 Heidelberg

Füsgen, I.: Harninkontinenz. TRIAS – Thieme Hippokrates Enke, Stuttgart (1994)

Gesellschaft zur Bekämpfung der Krebskrankheiten: Vererbbarer Dickdarmkrebs. Ein Informationsblatt zum aktuellen Stand der Genuntersuchung, Früherkennung und Behandlung. Die Broschüre ist kostenlos erhältlich über die GBK, Johannes-Weyer-Straße 1, 40225 Düsseldorf

Herfarth, Ch., N. Runke: Chirurgische Standards beim primären Coloncarcinom. Chirurg 65, 6, 514–523 (1994)

Junginger, T., D. K. Hossfeld, R. P. Müller: Leitlinien zur Diagnostik und Therapie von Tumoren des Gastrointestinaltrakts und der Schilddrüse. Demeter-Verlag (1999)

Kaiser, G. et al.: Unkonventionelle, alternative Heilverfahren in der Onkologie. Der Internist 11, 1159–1167 (1998)

Kastner, W., C. G. Ross: Sterben und Steuern, Leitfaden durch das Erbschafts-, Steuer- und Schenkungssteuerrecht. Wolfgang Kastner, Juristischer Fachverlag (1991)

Kuratorium Deutsche Altershilfe: Hilfe und Pflege im Alter. Informationen und Ratschläge für die Betreuung und Versorgung zu Hause; kostenlos zu beziehen über Kuratorium Deutsche Altershilfe, An der Pauluskirche 3, 50677 Köln

Leroi, R. (Hrsg.): Misteltherapie. Eine Antwort auf die Herausforderung Krebs. Die Pioniertat Rudolf Steiners und Ita Wigmans. Verlag Freies Geistesleben, Stuttgart (1987)

Mensen, H.: Das neue ABC des autogenen Trainings. Goldmann Ratgeber, München (1988)

Porst, H.: Was jeder Mann über Sexualität und Potenz wissen sollte. TRIAS – Thieme Hippokrates Enke, Stuttgart (1991)

Schmoll, H. J., K. Höffken, K. Possinger: Kompendium internistische Onkologie. Springer, Heidelberg, 3. Auflage (1999)

Schweizerische Krebsliga: Dokumentationen der Studiengruppen über Methoden mit unbewiesener Wirksamkeit in der Onkologie. Bern (seit 1982 fortlaufend)

Simonton, O. C., S. Simonton: Wieder gesund werden: Eine Anleitung zur Aktivierung der Selbstheilungskräfte bei Krebspatienten und ihren Angehörigen. Rowohlt, Reinbek b. Hamburg (1982)

Sachregister